DENTAL MORPHOLOGY

앱을 활용한
치아형태학 실습서

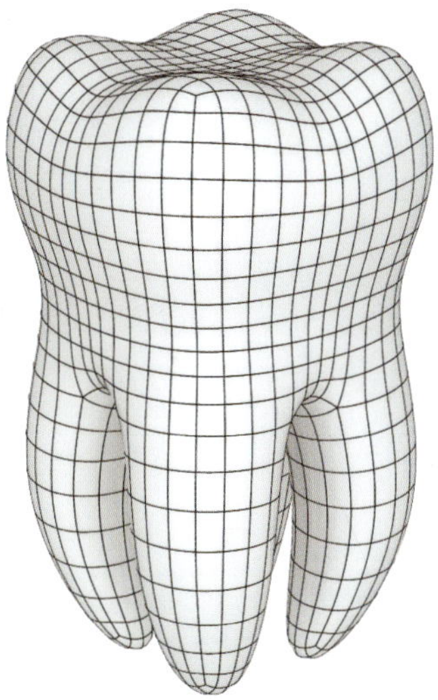

Pacific Books

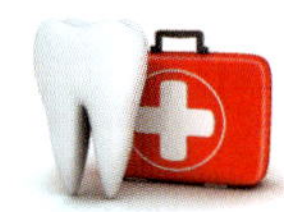

DENTAL MORPHOLOGY

집 필 진

【대표저자】

- 박종태 단국대학교

【집 필 진】

- 강민경 한서대학교
- 권미영 수원과학대학교
- 권홍민 한림성심대학교
- 김다혜 동서대학교
- 김서연 송원대학교
- 김연수 원광보건대학교
- 김일신 호남대학교
- 김호선 대원대학교
- 김효정 안동과학대학교
- 박근형 서영대학교
- 배정희 연세대학교
- 송현철 광양보건대학교
- 심연수 선문대학교
- 이상임 단국대학교
- 이선희 경복대학교
- 이희수 강릉원주대학교
- 장선희 원광보건대학교
- 허희영 전남과학대학교
- 황혜림 서라벌대학교

(가나다 순)

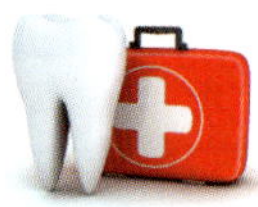

DENTAL
MORPHOLOGY

머리말

치과 임상현장과 치위생(학)과 모든 교과목의 기본이 되는 기초학문이 치아형태학입니다.

하지만 현재의 치아형태학 수업방식인 2차원적인 치아 형태는 학생들의 이해를 돕기에 많이 부족한 것이 사실이며, 또한 학생들이 치아 형태를 이해하기 위해서는 치아구조에 대한 그림을 보는 것보다는 치아구조를 그리고 조각하는 반복연습이 필요합니다. 그런데, 지금까지는 사진 자료와 시연을 통하여 치아 형태 및 카빙 단계를 안내하였으나, 학생들이 치아의 구조와 단계를 이해하지 못하여 실습과정에 어려움을 겪었습니다.

이에 본교재는 학생들의 치아형태에 대한 이해를 돕고, 치아형태 카빙 실습을 안내하기 위하여 스마트폰을 이용하여 치아카빙의 단계를 3차원으로 제시하는 튜토리얼을 개발하였습니다.

본교재는 3가지 주요 기능을 포함하고 있는데, 첫째는 치아의 구성조직으로 치아를 이루는 구성조직과 주변 조직에 대해 10가지 정도로 요약하여 관련 정보를 나타내고 있습니다. 둘째는 치아형태학으로 영구치 상하악 각각 8개, 유치 상하악 각각 5개씩 총 13종류 치아 정보가 들어있습니다. 치아 정보에는 치아 맹출/치근완성시기/맹출순서/표기법/특징 등이 있습니다. 셋째는 카빙실습으로 치아 6단계 카빙(상악 5개, 하악 5개)을 모델링뷰어를 통해 단계별로 자유회전해 볼 수 있도록 하였습니다.

교육일선에서 좋은 교재 제작을 위해 조언을 아끼지 않으셨던, 치아형태학을 강의하시는 많은 교수님들께 진심으로 감사의 말씀을 전합니다.

끝으로 이 책을 통하여 처음 형태학 공부에 입문하는 학생, 치과의사, 치과위생사, 치과기공사에게 큰 도움을 줄 수 있기를 바라는 마음으로 머리말을 대신하려고 합니다.

2016년 2월

대표저자 박 종 태

DENTAL MORPHOLOGY

CONTENTS

01 치아형태 도해 및 조각 기초사항 _9

02 치아형태 기본용어 _17

03 치아의 조각방법 _25

DENTAL MORPHOLOGY

01

치아형태 도해 및 조각 기초사항

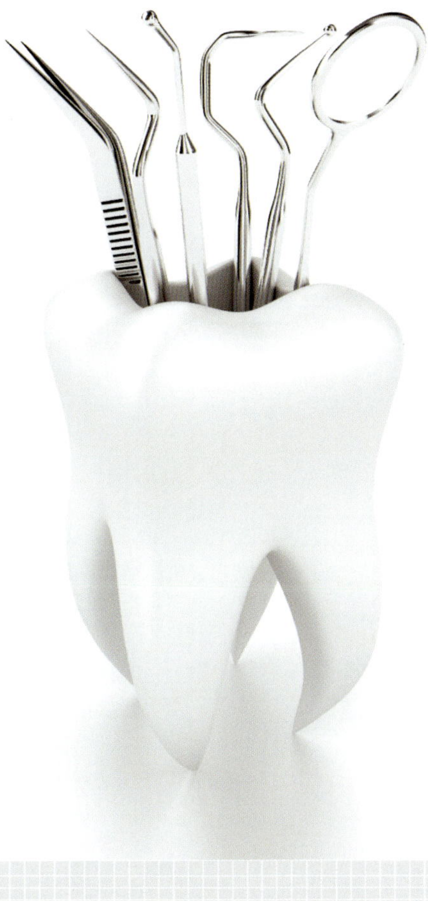

DENTAL MORPHOLOGY

DENTAL MORPHOLOGY

01 CHAPTER

치아형태 도해 및 조각 기초사항

1 치아형태를 조각하기 위한 준비

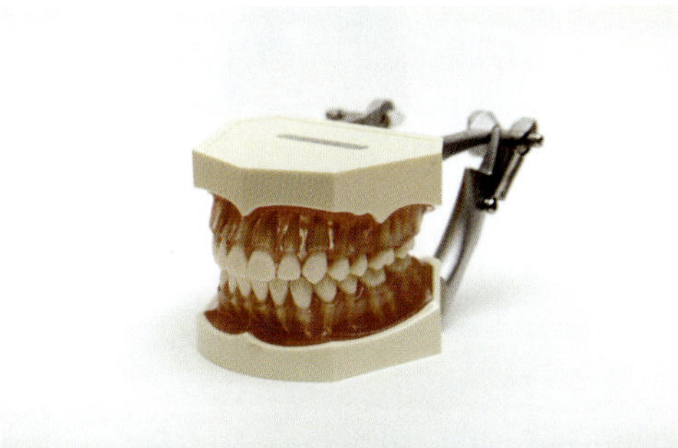

악치모형

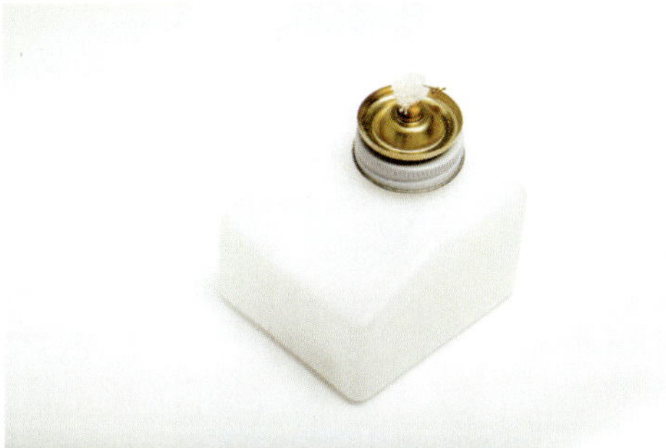

알코올램프

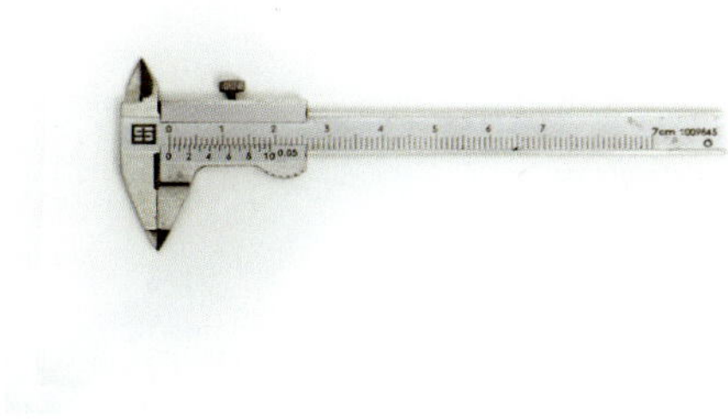

boley gauge

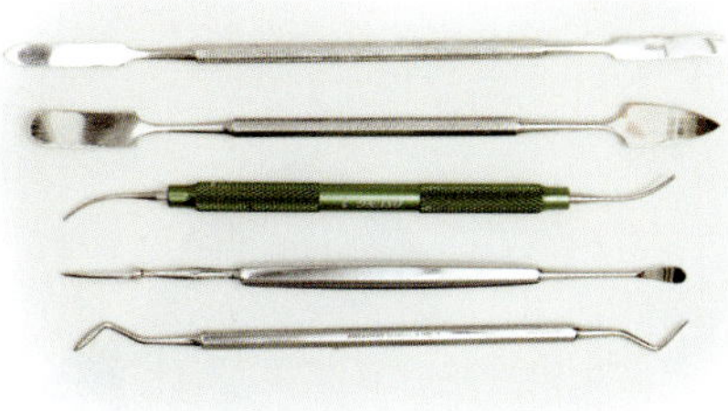

왁스용 조각도

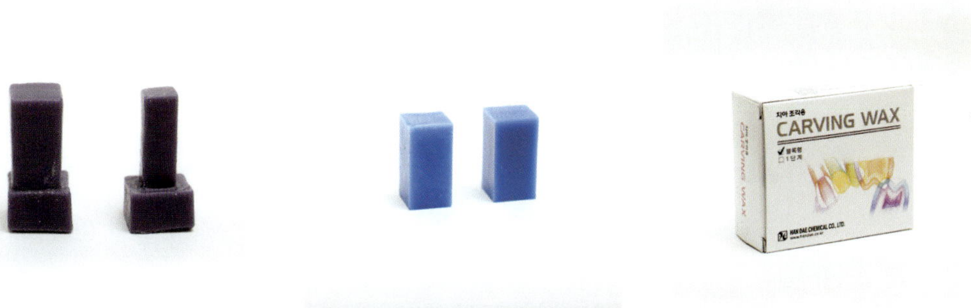

왁스 블록

치아형태를 조각하기 위한 재료로는 주로 석고와 경석고, 왁스 등이 사용되고 있다. 치아 조각실습을 할 때에는 치아 각 부분의 형태를 블록에 그려가면서 단계별로 정확히 삭제할 수 있어 치아의 형태를 자세히 파악하는 것이 좋다.

2 조각하는 올바른 자세 및 조각도 사용법

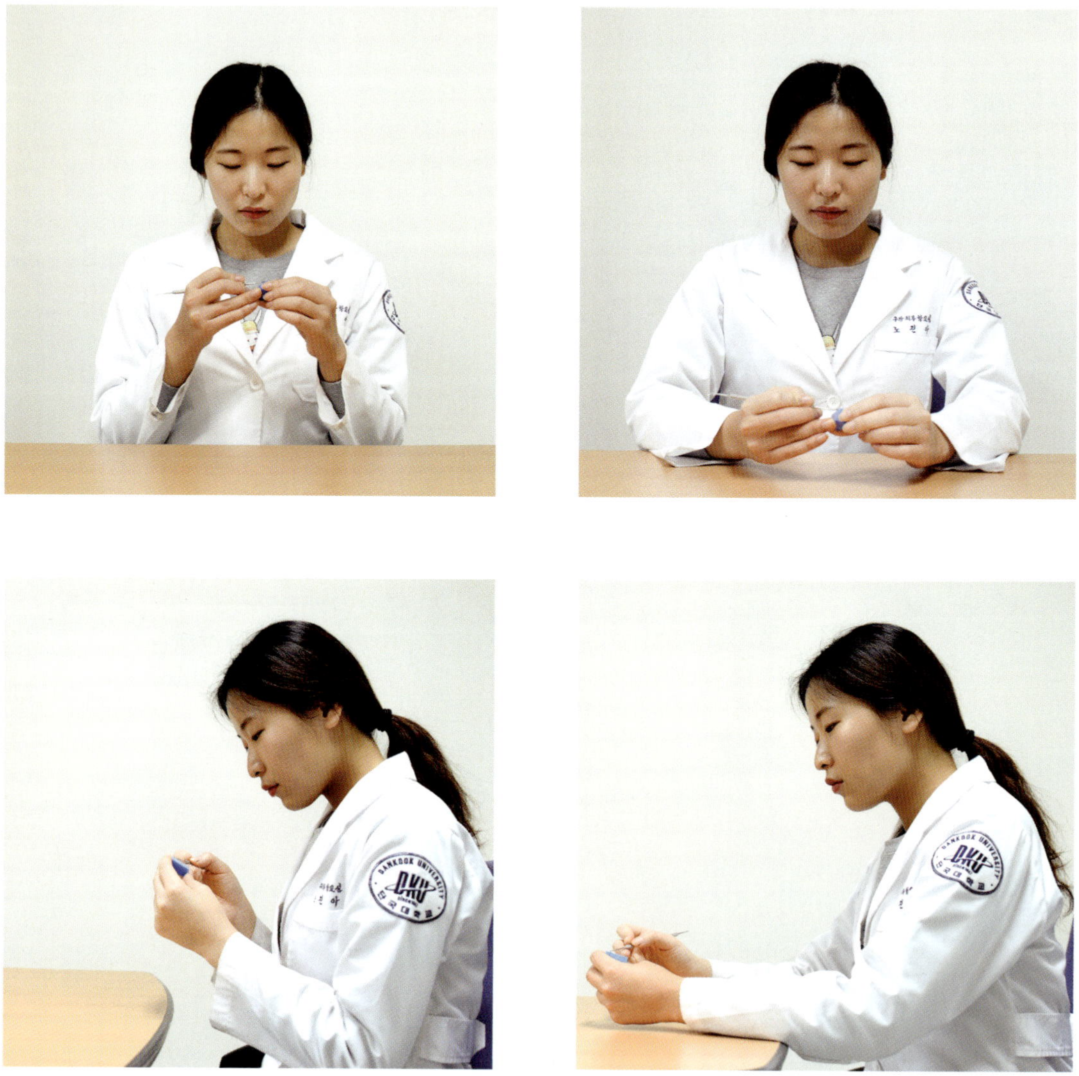

조각하는 올바른 자세

치아형태를 조각하는 데 있어서 어떠한 자세로 하느냐 하는 것은 매우 중요한 문제이다. 우선 치아의 크기는 약 10mm 내외의 작은 형태이고, 그 안에서 각 부분의 상태를 조각해 내야 하는 정밀 작업이므로 바른 자세로 조각해야 피로감을 덜 느끼면서 정확하게 조각할 수 있다.

조각하는 데 올바른 자세는 우선 의자에 깊게 앉아서 등을 똑바로 편 다음 손목 위의 팔을 작업대에 닿게 하여 눈과 조각물이 약 25cm의 거리를 유지한다.

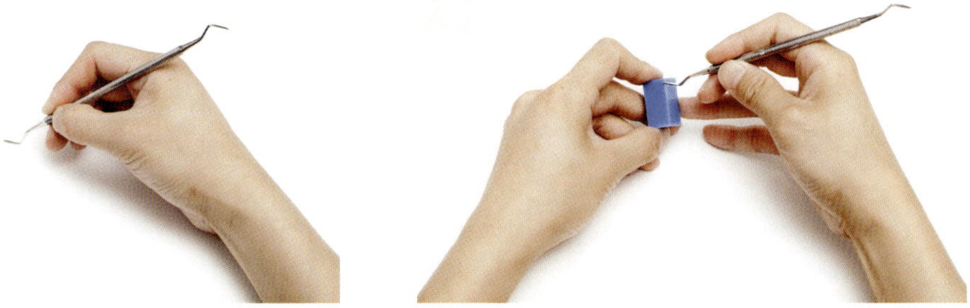

pen grasp

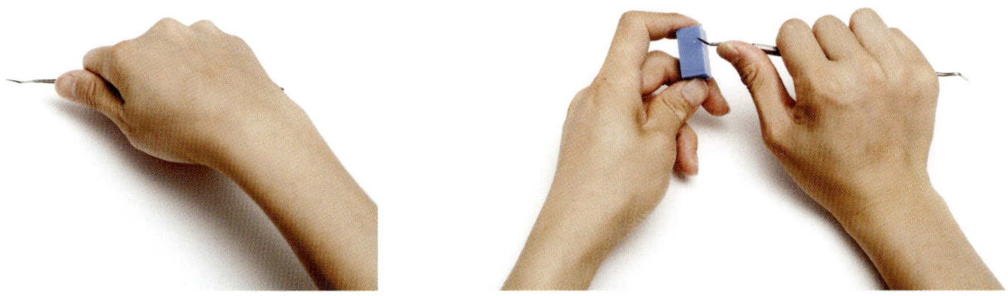

palm grasp

조각도를 사용할 때 잡는 방법은 연필을 잡는 것과 같은 pen grasp 방법과 힘을 주어 많은 양을 삭제하려고 할 때에는 조각도의 손잡이를 엄지손가락을 제외한 4개의 손가락으로 잡는 palm grasp 방법이 있다.

이때, 안정된 손가락 사용이 요구되며 불안정한 자세로 조각도를 사용하면 삭제되어서는 안 되는 부분까지 깎여나가게 되는 경우가 있으므로, 조각도 사용 시 안정된 자세로 적당한 힘을 가해서 삭제하도록 하는 것이 중요하다. 조각도를 잡을 때에는 엄지, 검지, 중지로 가볍게 쥐고 자유로이 조각도를 움직일 수 있도록 하며 약지를 블록이나 반대편 손가락에 접촉시켜 지지를 얻는 데 사용한다.

3 치아의 크기

치아는 크기는 개인마다 차이가 있으나, 기본적인 치수를 알고 조각하는 것이 편리하다.

		치관 길이	치근 길이	치관의 근원심경	치경부 근원심경	치관의 순설경	치경부 순설경	근심 치경선 높이	원심 치경선 높이
상악	중절치	10.5	13.0	8.5	7.0	7.0	6.0	3.5	2.5
	측절치	9.0	13.0	6.5	5.0	6.0	5.0	3.0	2.0
	견치	10.0	17.0	7.5	5.5	8.0	7.0	2.5	1.5
	제1소구치	8.5	14.0	7.0	5.0	9.0	8.0	1.0	0.0
	제2소구치	8.5	14.0	7.0	5.0	9.0	8.0	1.0	0.0
	제1대구치	7.5	(협)12 /(설)13	10.0	8.0	11.0	10.0	1.0	0.0
	제2대구치	7.0	(협)11 /(설)12	9.0	7.0	11.0	10.0	1.0	0.0
	제3대구치	6.5	11.0	8.5	6.5	10.0	9.5	1.0	0.0
하악	중절치	9.0	12.5	5.0	3.5	6.0	5.3	3.0	2.0
	측절치	9.5	14.0	5.5	4.0	6.5	5.8	3.0	2.0
	견치	11.0	16.0	7.0	5.5	7.5	7.0	2.5	1.0
	제1소구치	8.5	14.0	7.0	5.0	7.5	6.5	1.0	0.0
	제2소구치	8.0	14.5	7.0	5.0	8.0	7.0	1.0	0.0
	제1대구치	7.5	14.0	11.0	9.0	10.5	9.0	1.0	0.0
	제2대구치	7.0	13.0	10.5	8.0	10.0	9.0	1.0	0.0
	제3대구치	7.0	11.0	10.0	7.5	9.5	9.0	1.0	0.0

4 등분선 및 등분된 부위 명칭

치아형태를 조각하는데 형태를 알기 쉽게 설명하기 위해서 각 부위를 3등분으로 구분하여 그 부위마다 명칭을 붙여 사용한다.

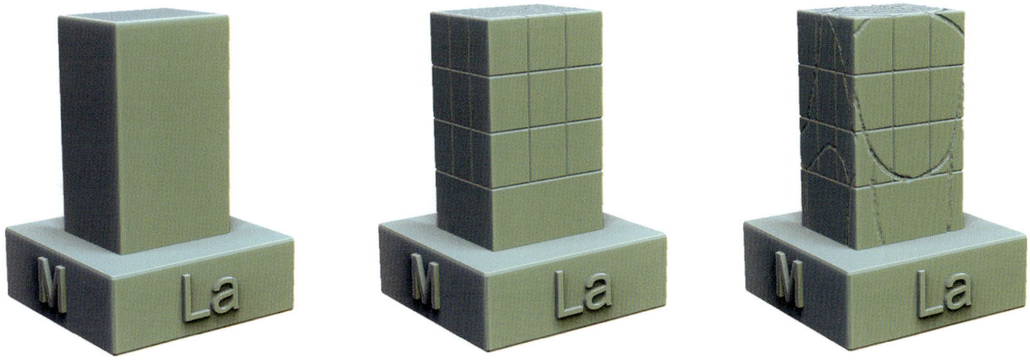

블록의 등분선 예시

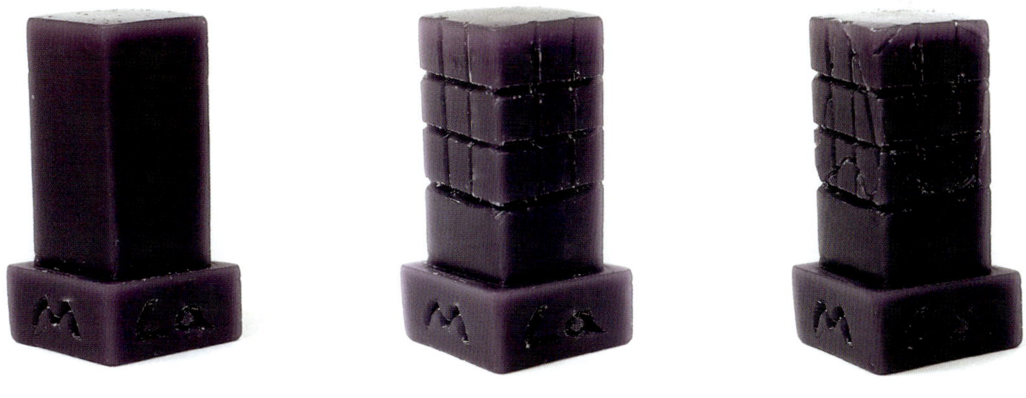

도해 단계 예시

DENTAL MORPHOLOGY

02

치아형태 기본용어

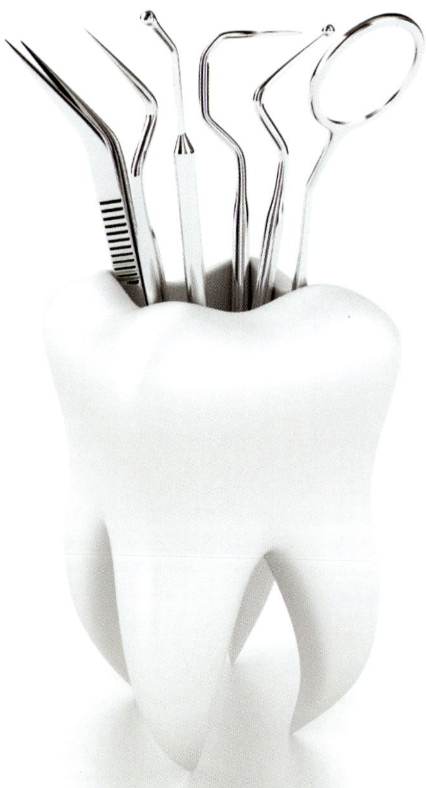

DENTAL MORPHOLOGY

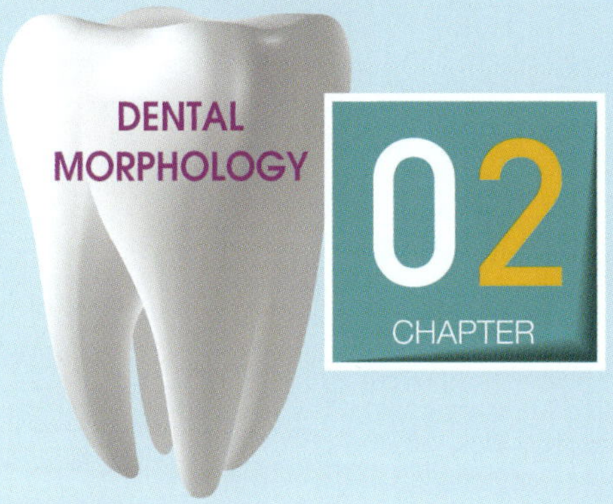

치아형태 기본용어

1 치아의 종류 및 명칭

1) 전치부

① 중절치(central incisor)

② 측절치(lateral incisor)

③ 견치(canine)

2) 구치부

④ 제1소구치(first premolar)

⑤ 제2소구치(second premolar)

⑥ 제1대구치(first molar)

⑦ 제2대구치(second molar)

⑧ 제3대구치(third molar)

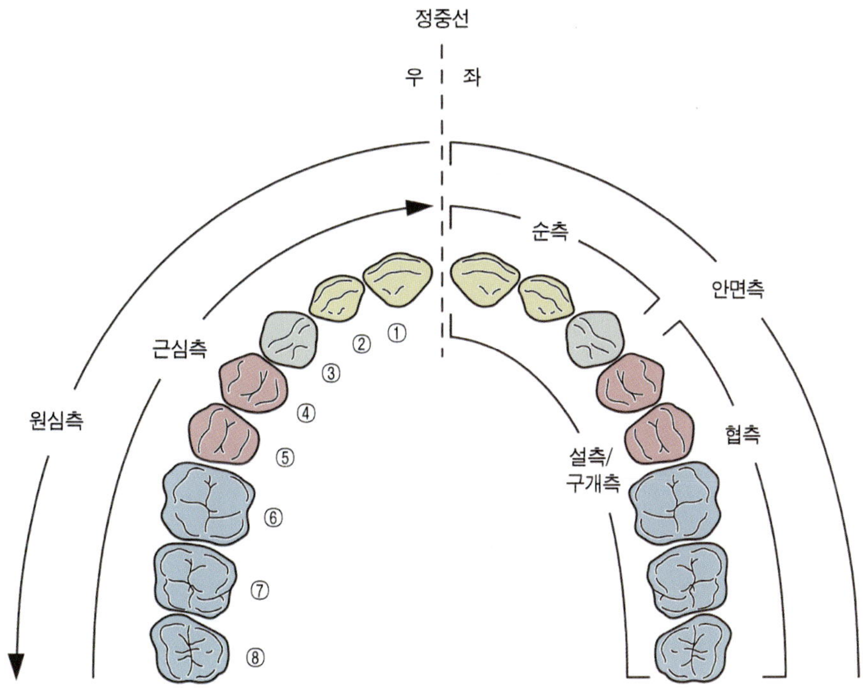

2 치아 각 면의 명칭 및 방향 표시

치아는 4개 또는 5개의 면을 가지고 있는데, 각 치면의 이름은 그 치면이 향하고 있는 방향에 따라 불린다.

1) 치면의 명칭

(1) 전치부의 치면

① 순면(labial surface) : 입술 쪽으로 향한 면이다.

② 설면(lingual surface) : 혀 쪽을 향한 면이다.

③ 근심면(mesial surface) : 정중선을 중심으로 가까운 쪽의 인접면이다.

④ 원심면(distal surface) : 정중선을 중심으로 멀리 있는 쪽의 인접면이다.

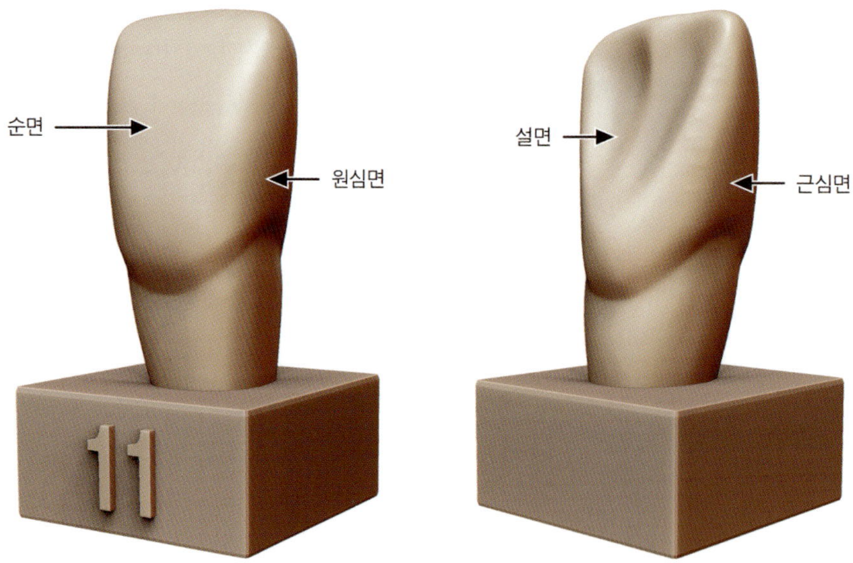

(2) 구치부의 치면

① 협면(buccal surface) : 볼 쪽을 향한 면이다.

② 설면(lingual surface) : 혀 쪽을 향한 면이다.

③ 근심면(mesial surface) : 정중선을 중심으로 가까운 쪽의 인접면이다.

④ 원심면(distal surface) : 정중선을 중심으로 멀리 있는 쪽의 인접면이다.

⑤ 교합면(occlusal surface) : 상·하악 치아가 교합하는 동안 접촉되는 면이다.

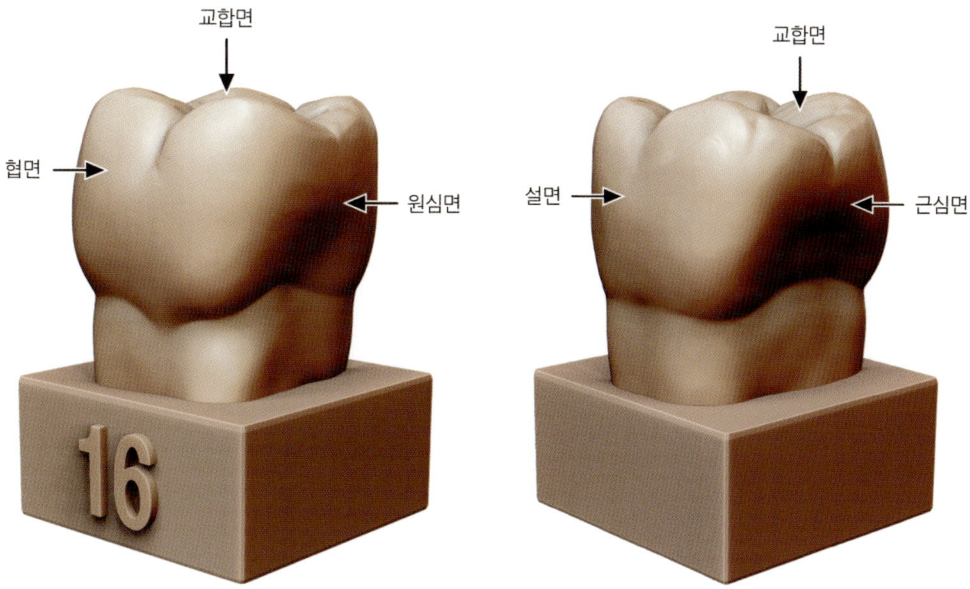

2) 방향 용어

치아의 각 방향은 치아 장축을 기준으로 치관측, 치근측으로 구분하고 치관부 기준으로 절단측, 교합측, 치경측, 치은측으로 구분하며, 치아 혹은 치열을 기준으로 하면 근심측, 원심측으로 구분할 수 있다.

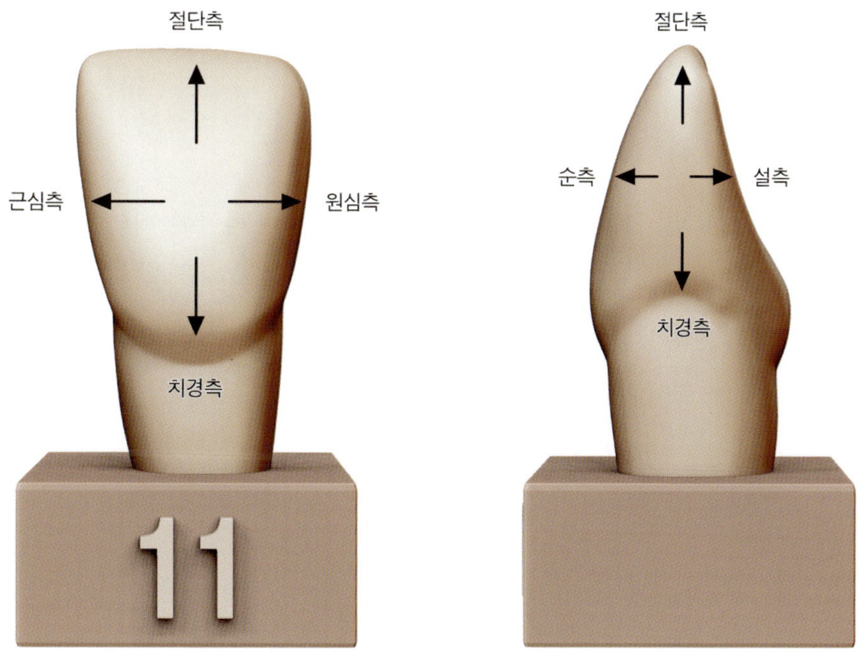

3 치관의 돌출 및 함몰 부위

1) 치관의 돌출 부위

① 교두(cusp) : 구치부 교합면 협측과 설측에 위치한 산 모양 같이 돌출된 법랑질의 융기 부위

② 첨두(tip of cusp) : 견치의 절단 부위의 뾰족한 부위

③ 절단결절(mamelon) : 절치의 절단에 형성된 돌출 부위

④ 설면결절(cingulum) : 전치 설면의 치경 1/3 부위에 형성된 돌출 부위

⑤ 변연융선(marginal ridge) : 전치의 설면, 구치의 교합면에 근심연과 원심연에 선상의 돌출부위

⑥ 설면융선(lingual ridge) : 견치 설면첨두에서 치경부를 향해 형성된 융선

⑦ 교두융선(cusp ridge) : 구치의 각 교두정에서 근심과 원심, 협측과 설측으로 형성된 융선

⑧ 삼각융선(triangular ridge) : 구치의 교두정에서 교합면의 중심을 향해 삼각형 모양으로 형성된 융선

⑨ 횡주융선(transverse ridge) : 협측삼각융선과 설측삼각융선이 직선 형태로 마주보고 연결된 연합융선

⑩ 사주융선(obilique ridge) : 원심협측삼각융선과 근심설측삼각융선이 대각선 형태로 비스듬히 연결되는 연합융선

2) 치관의 함몰 부위

① 구(groove) : 엽과 엽, 교두와 교두, 융선과 융선 등의 사이에 나타나는 선상의 함몰 부위

② 삼각구(triangular groove) : 삼각융선과 변연융선 사이에 형성되는 선상의 함몰 부위

③ 와(fossa) : 치면에 불규칙한 원형이나 삼각형 형태의 넓은 함몰 부위

④ 소와(fit) : 와에서 가장 깊은 점상의 함몰 부위

⑤ 교두간강(intercuspital space) : 협측교두와 설측교두 사이에 형성되는 넓은 함몰 부위

4 치근 부위

① 치근관(root canal) : 치근 내의 치수부위

② 치근단공(apical foramen) : 치근단에 위치한 구멍으로 신경과 혈관이 들어오는 곳

③ 부근관(accessory canal) : 주로 치근 근첨부의 1/3 부위에 발달한 주근관의 가지

④ 측지(lateral canal) : 치근 근첨부 이외의 부위에서 나오는 주근관의 가쪽 가지

⑤ 치근분지부(root furcation) : 다근치의 치근이 갈라지는 부위

DENTAL MORPHOLOGY

03

치아의 조각방법

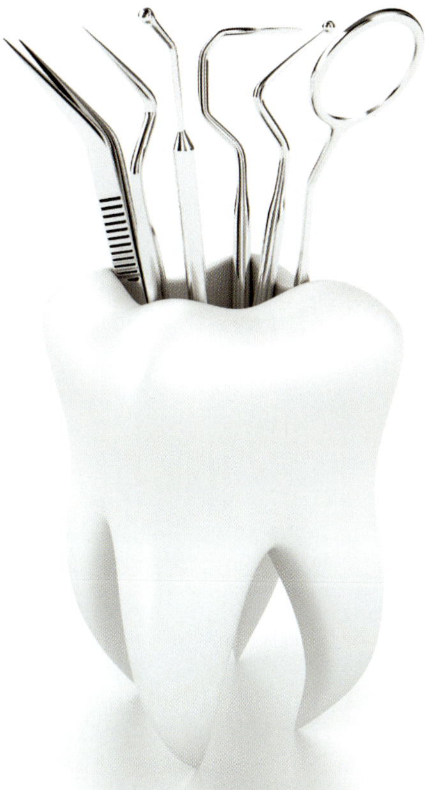

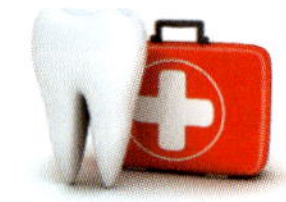

DENTAL MORPHOLOGY

DENTAL MORPHOLOGY

CHAPTER 03

치아의 조각방법

1 상악 우측 중절치

부위	치관 길이	치근 길이	치관의 근원심경	치경부 근원심경	치관의 순설경	치경부 순설경	근심치경선 높이	원심치경선 높이
치수(mm)	10.5	13.0	8.5	7.0	7.0	6.0	3.5	2.5

1) 1단계 조각

① 좌우측이 바뀌지 않도록 블록에 근심면(M)과 원심면(D)을 표시해 준다.

② 치관부의 각 면을 9등분하여 연하게 표시한다.

③ 치관부 각 면에 그림과 같이 도해를 한다.

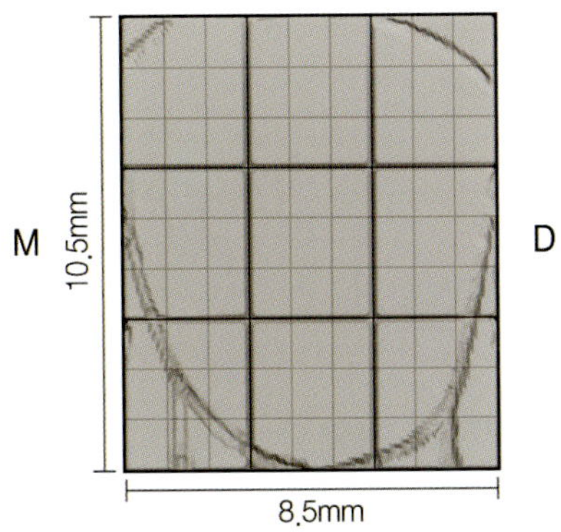

순면(Labial surface)

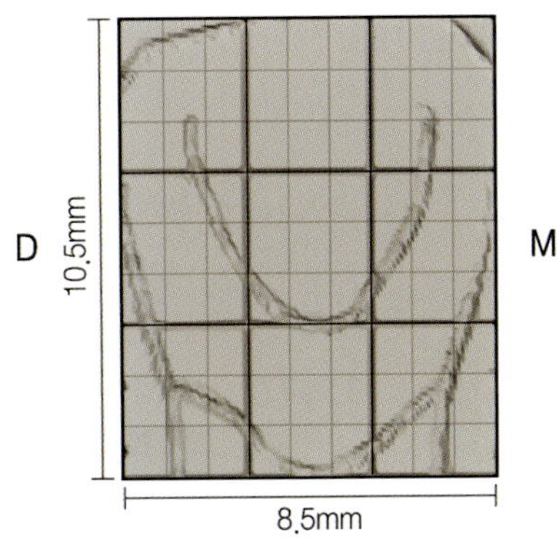

설면(Lingual surface)

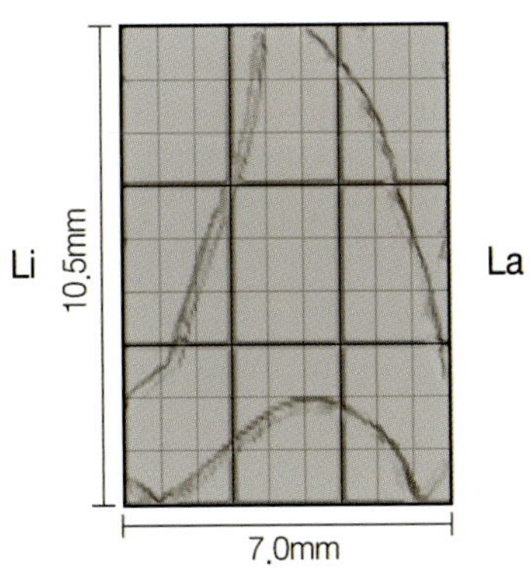

근심면(Mesial surface)

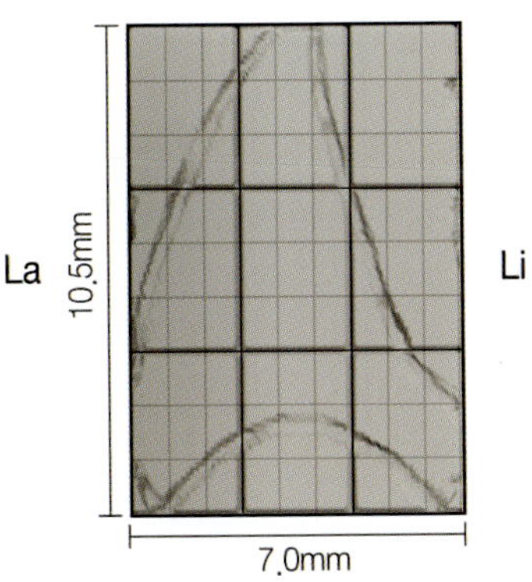

원심면(Distal surface)

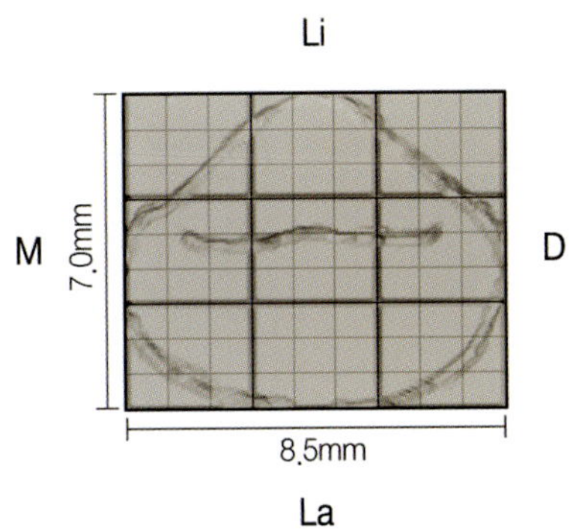

절단(Incisal edge)

2) 2단계 조각

(1) 순면(Labial surface)

- 근심연과 원심연의 도해선까지 삭제한다.
- 절단측은 근심절단우각보다 원심절단우각이 더 큰 각이 되도록 절단연 부분을 삭제한다.
- 최대풍융부위(근심측 : 절단 1/3, 원심측 : 절단 1/3과 중앙 1/3의 경계)를 제외하여 절단측과 치경측으로 삭제한다.

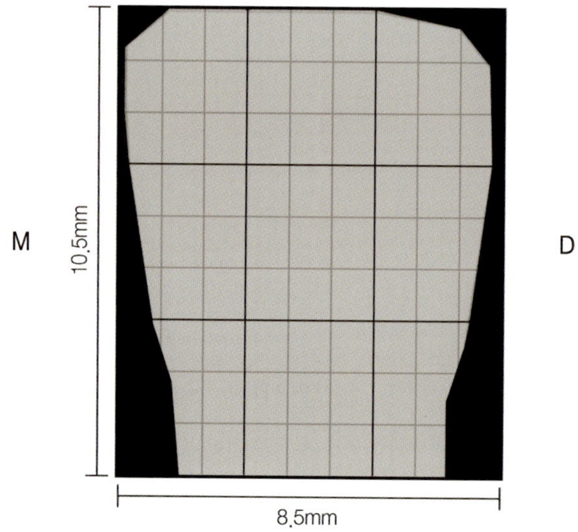

(2) 설면(Lingual surface)

- 근심연과 원심연의 도해선까지 삭제한다.
- 근심연과 원심연의 최대풍융부위를 제외하여 삭제한다.

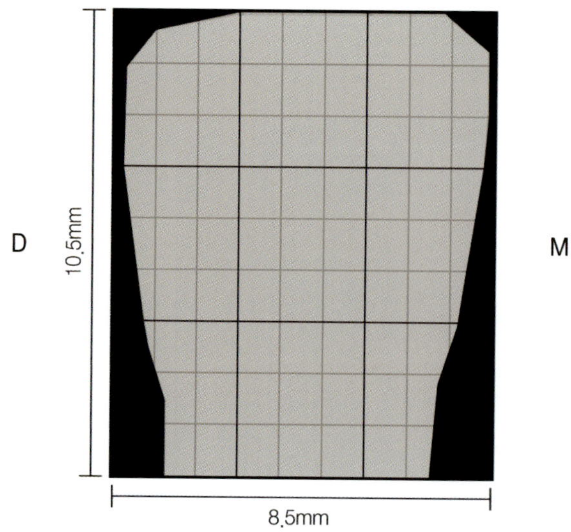

3) 3단계 조각

(1) 근심면(Mesial surface)

- 순측 외형선을 위하여 순면을 삭제하고, 순면이 약간 볼록한 면이 되도록 한다.
- 설측 외형선을 위하여 설면을 삭제하고, 설면이 약간 오목한 면이 되도록 한다.
- 원심면에 비하여 넓고 평탄한 편이다.
- 절단은 순설경의 중앙에서 약간 순측에 위치하도록 주변을 삭제한다.
- 순측연의 최대풍융부위는 치경 1/3 부위이고, 설측연의 최대풍융부위도 치경 1/3 부위이다.

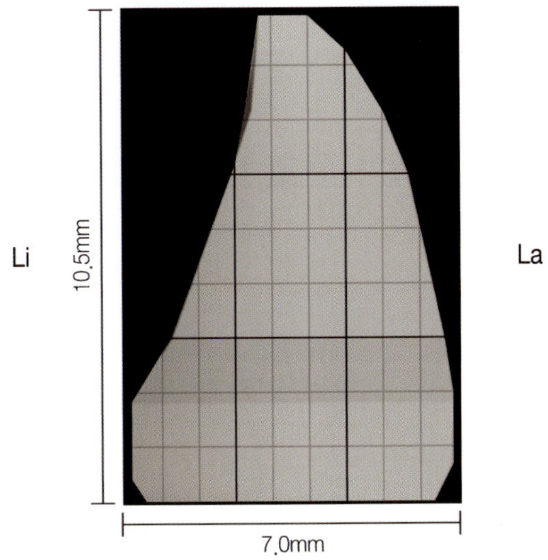

(2) 원심면(Distal surface)

- 근심면에 비하여 약간 좁고 접촉부위를 중심으로 둥근 편이다.
- 절단은 순설경의 중앙에 위치하도록 주변을 삭제한다.

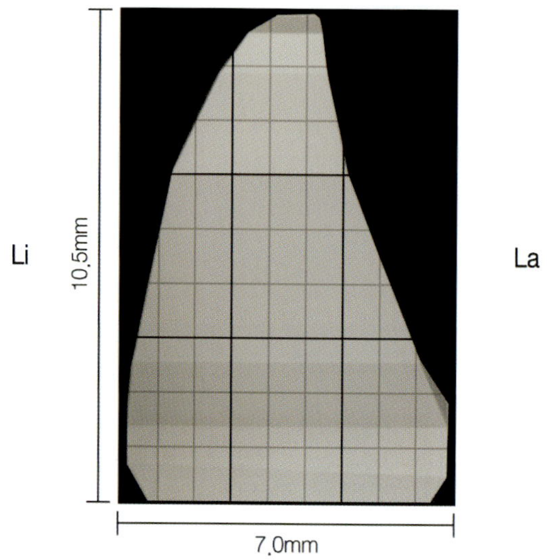

(3) 절단(Incisal edge)

- 설측과 순측을 그림과 같이 삭제한다.
- 절단이 거의 중간에 위치되도록 한다.

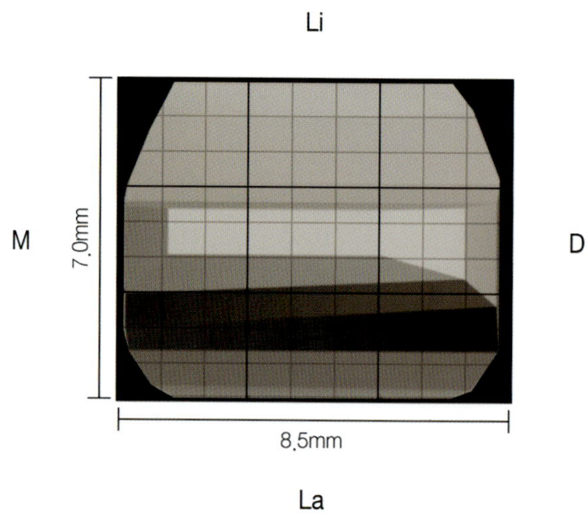

4) 4단계 조각

(1) 순면(Labial surface)

- 중앙순면융선이 나타날 수 있도록 근심측과 원심측을 그림과 같이 경사지게 깎는다.

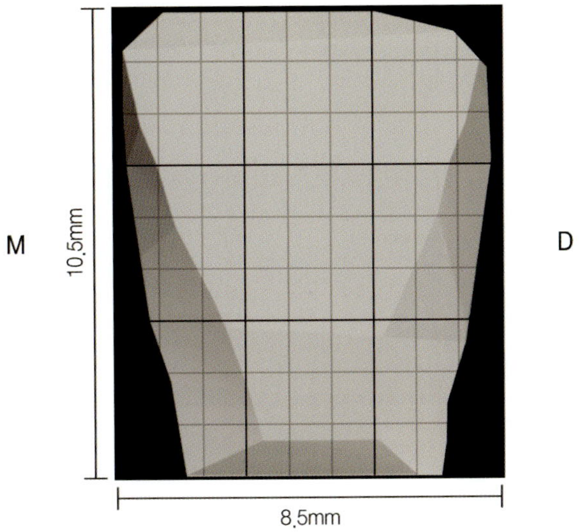

(2) 설면(Lingual surface)

- 치경 1/3 부위는 근원심폭이 순면보다 약간 좁다.
- 근심변연융선과 원심변연융선의 가운데 부분은 오목한 설면와가 존재한다.
- 치경 1/3 부위에는 설면결절이 나타날 수 있도록 주변을 삭제한다.
- 설면결절의 위치가 원심으로 약간 치우치도록 형성한다.

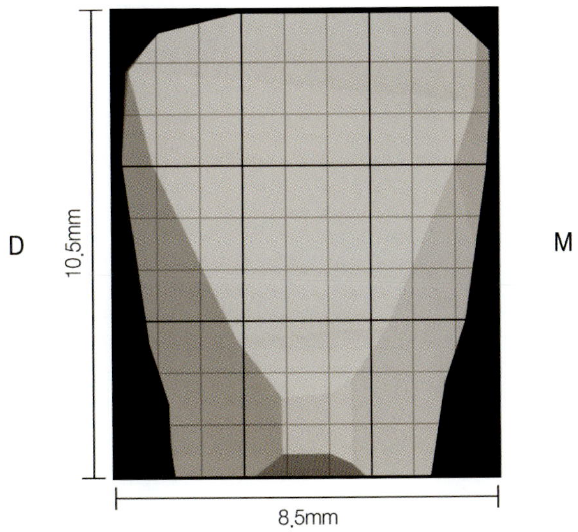

(3) 근심면(Mesial surface)

- 그림의 3등분 표기를 확인하여 순측과 설측부위를 경사지게 삭제한다.

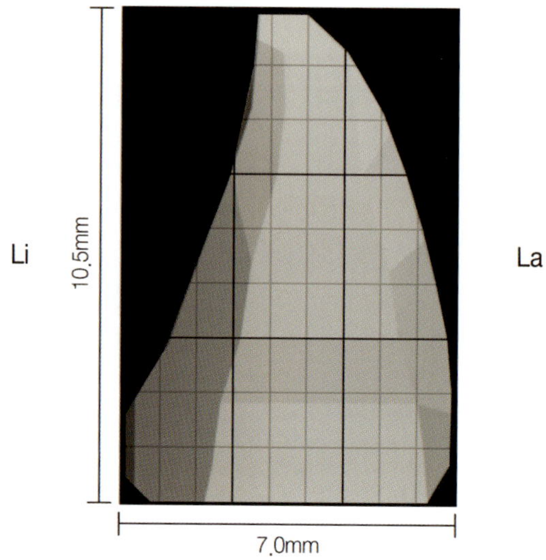

(4) 원심면(Distal surface)

- 그림의 3등분 표기를 확인하여 순측과 설측부위를 경사지게 삭제한다.

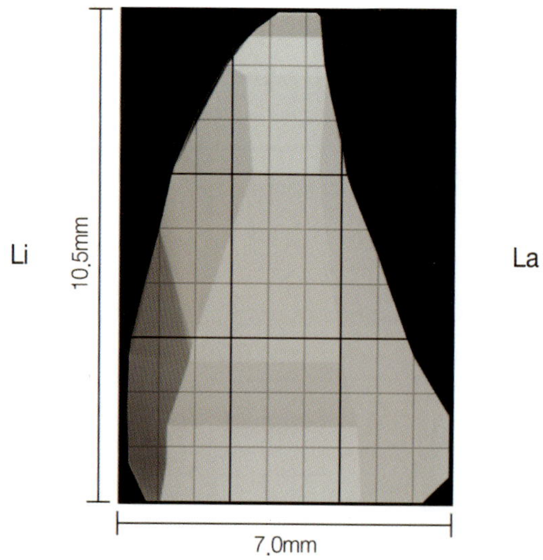

(5) 절단(Incisal edge)

- 설측은 설면결절을 향해 좁아진다.
- 설면결절이 약간 원심측으로 치우칠 수 있도록 삭제한다.
- 근심반부가 원심반부보다 풍융할 수 있도록 한다.

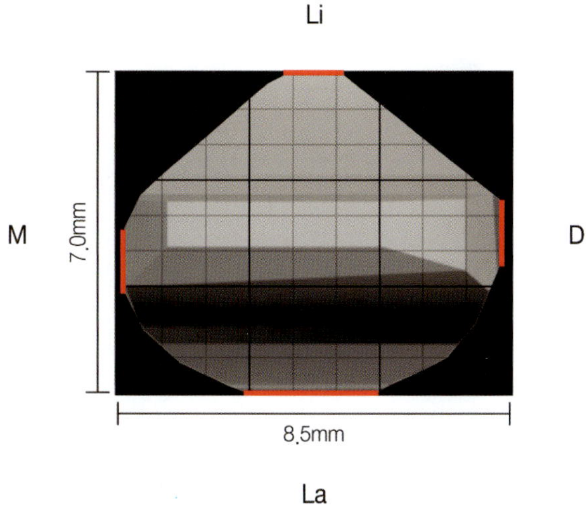

5) 5단계 조각

(1) 순면(Labial surface)

- 근심순면능각과 원심순면능각 부위를 조각도로 가볍게 돌려가면서 둥글게 다듬어 주는데 절단 1/3 부위에서는 각이 남아 있고, 치경측으로 갈수록 더 둥글게 다듬는다.

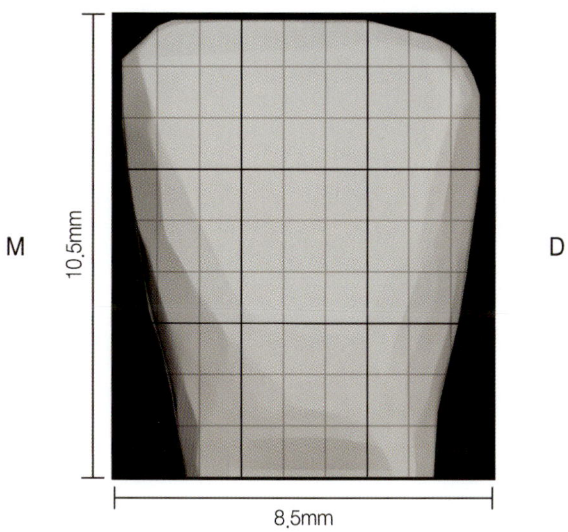

(2) 설면(Lingual surface)

- 변연융선이 나타날 수 있도록 가운데 설면와를 오목하게 형성한다.
- 근심변연융선과 원심변연융선을 V자 형태로 다듬는다.
- 곡선이 되도록 다듬는다.

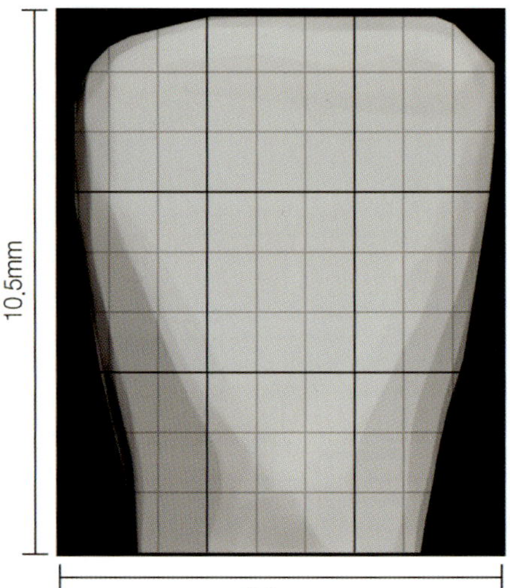

(3) 근심면(Mesial surface)

- 1단계에서 그렸던 치경연을 다시 도해하고 곡선이 되도록 다듬는다.

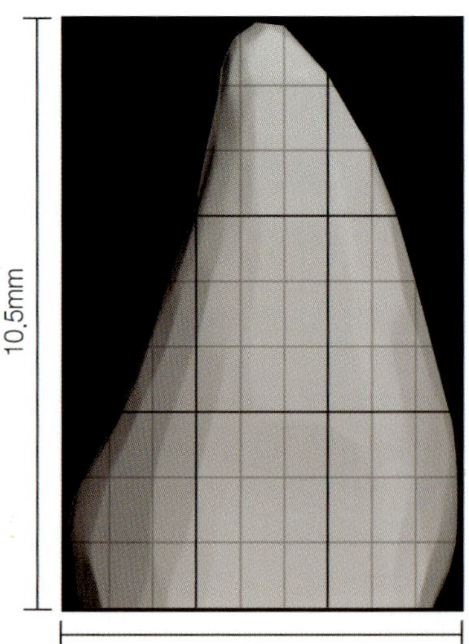

(4) 원심면(Distal surface)

- 1단계에서 그렸던 치경연을 다시 도해하고 곡선이 되도록 다듬는다.

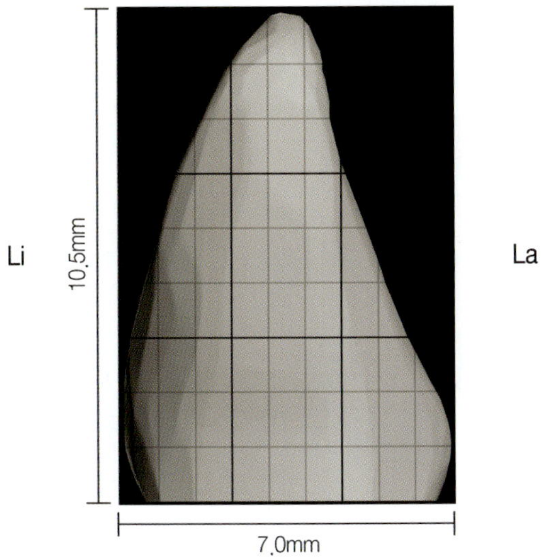

6) 6단계 조각

(1) 순면(Labial surface)

- 근심연, 원심연, 치경연, 절단연을 확인한다.
- 근심순면융선, 중앙순면융선, 원심순면융선을 확인한다.
- 근심순면구, 원심순면구를 확인한다.

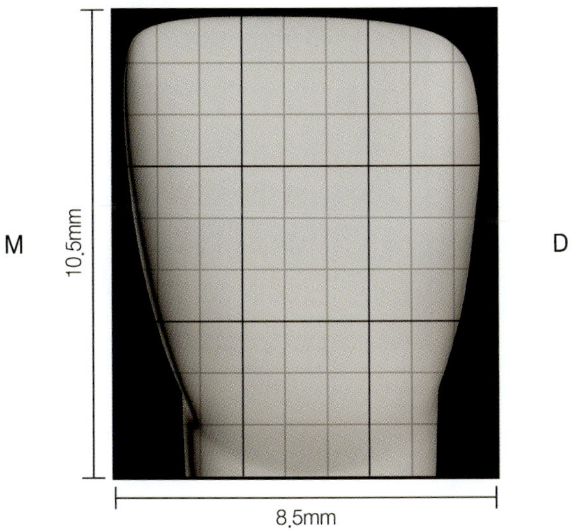

(2) 설면(Lingual surface)

• 변연융선, 설면와, 설면결절이 잘 표현되도록 다듬는다.

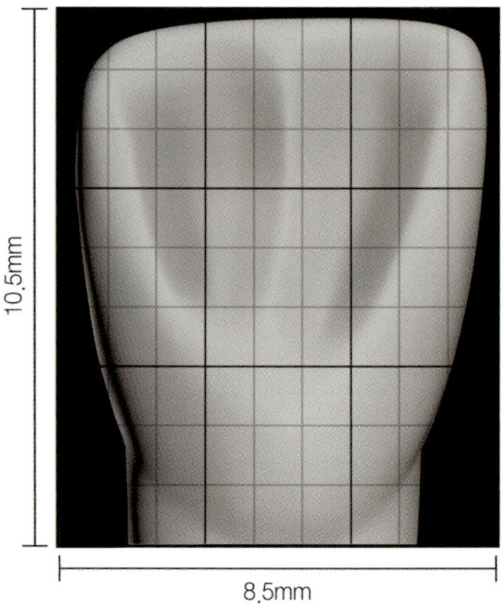

(3) 근심면(Mesial surface)

• 원심면보다 치경선의 만곡도가 크도록 다듬는다.

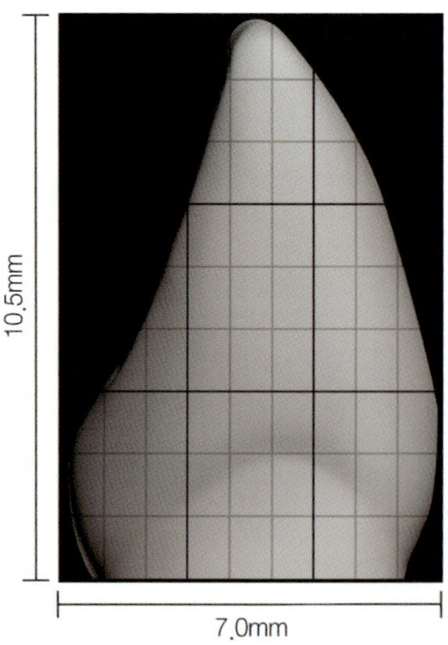

(4) 원심면(Distal surface)

• 근심면보다 치경선의 만곡도가 작도록 다듬는다.

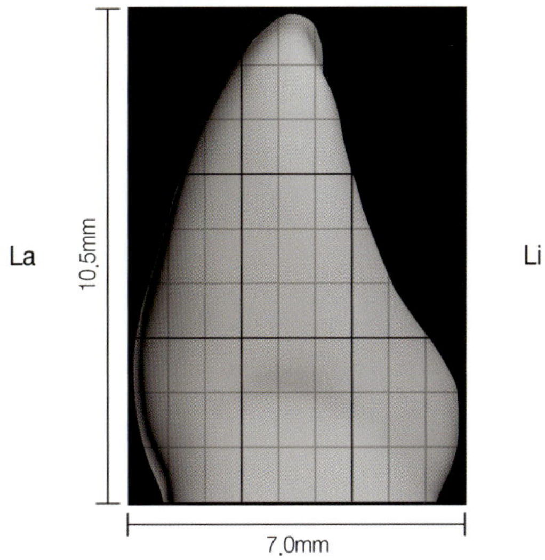

(5) 절단(Incisal edge)

• 순측연은 중앙순면융선을 중심으로 근심반부가 약간 돌출되도록 하고, 설측연은 설면결절의 위치가 원심으로 약간 치우치도록 형성한다.

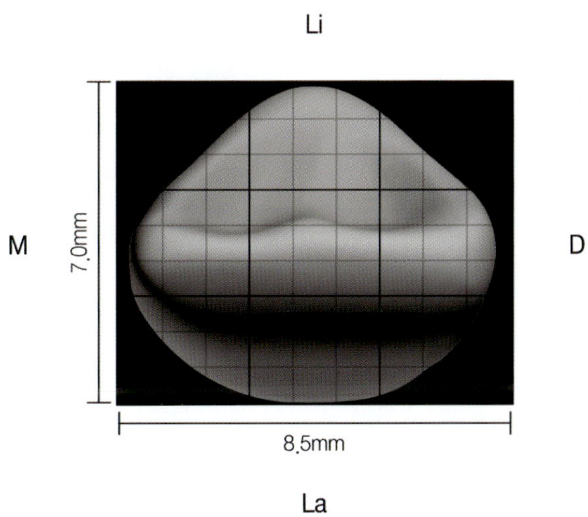

2 하악 우측 중절치

부위	치관 길이	치근 길이	치관의 근원심경	치경부 근원심경	치관의 순설경	치경부 순설경	근심치경선 높이	원심치경선 높이
치수(mm)	9.0	12.5	5.0	3.5	6.0	5.3	3.0	2.0

1) 1단계 조각

① 좌우측이 바뀌지 않도록 블록에 근심면(M)과 원심면(D)을 표시해 준다.

② 치관부의 각 면을 9등분하여 연하게 표시한다.

③ 치관부 각 면에 그림과 같이 도해를 한다.

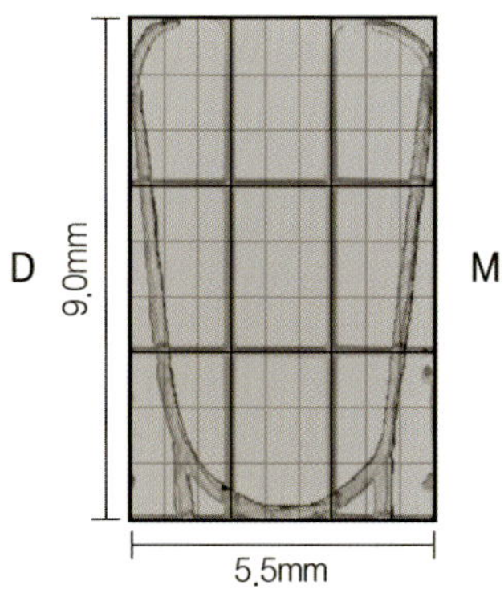

순면(Labial surface)

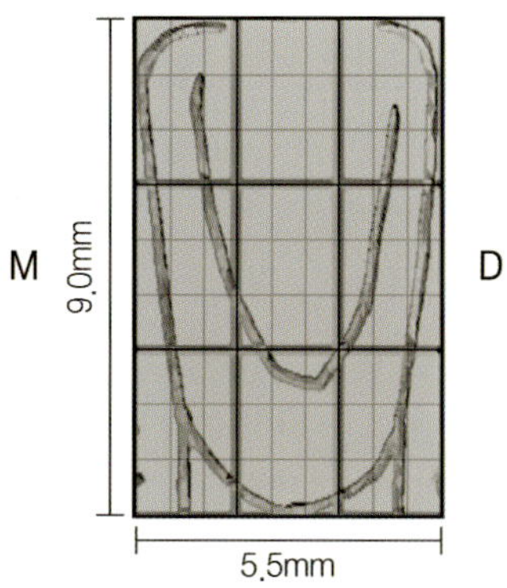

설면(Lingual surface)

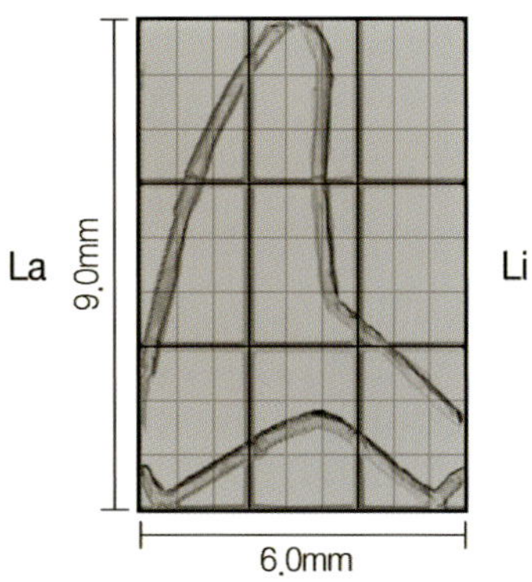

근심면(Mesial surface)

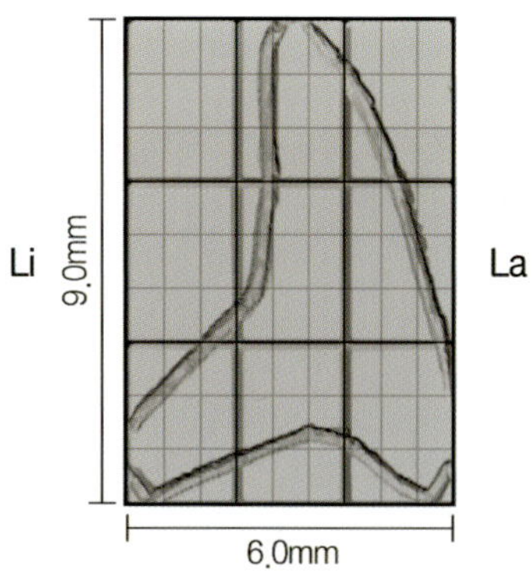

원심면(Distal surface)

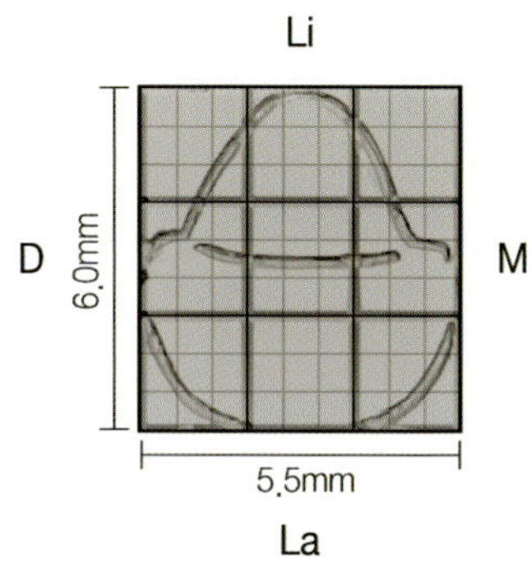

절단(Incisal edge)

2) 2단계 조각

(1) 순면(Labial surface)

- 근심연과 원심연의 도해선까지 삭제한다.
- 근심절단우각과 원심절단우각이 비슷하게 삭제한다.
- 최대풍융부위(근심측 : 절단 1/3, 원심측 : 절단 1/3)를 제외하여 절단측과 치경측으로 삭제한다.

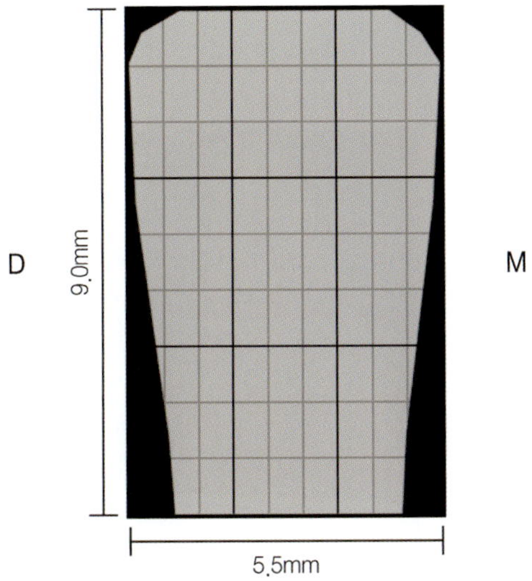

(2) 설면(Lingual surface)

- 근심측과 원심측의 도해선까지 삭제한다.
- 근심연과 원심연의 최대풍융부위를 제외하여 삭제한다.

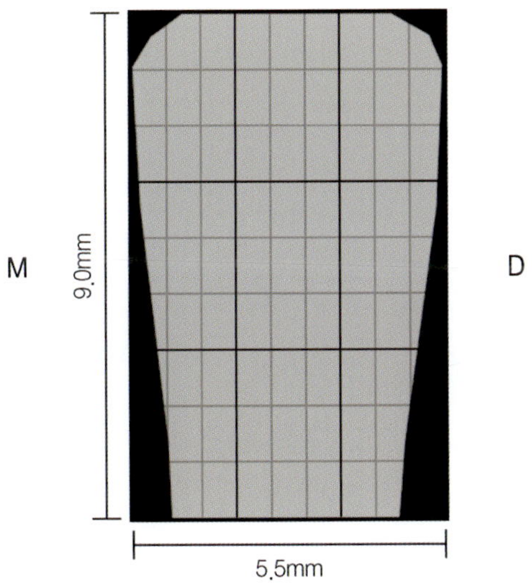

3) 3단계 조각

(1) 근심면(Mesial surface)

- 순측 외형선을 위하여 순면을 삭제하고, 설면보다는 볼록한 형태이나 전체적으로 약간 평평하게 경사지도록 삭제한다.
- 설측 외형선을 위하여 설면을 삭제하고, 설면이 약간 오목한 면이 되도록 한다.
- 절단은 순설경의 중앙에서 약간 설측에 위치하도록 주변을 삭제한다.
- 순측연의 최대풍융부위는 치경 1/3 부위이고, 설측연의 최대풍융부위도 치경 1/3 부위이다.

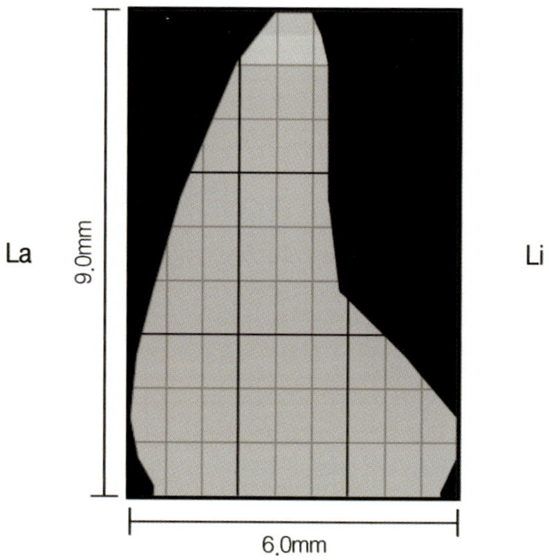

(2) 원심면(Distal surface)

- 근심면과 거의 흡사하다.

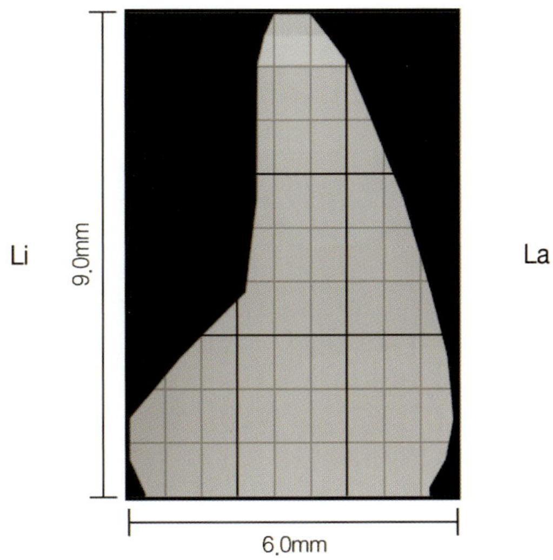

(3) 절단(Incisal edge)

- 설측과 순측을 그림과 같이 삭제한다.
- 절단이 순설경 중 약간 설측에 위치되도록 한다.

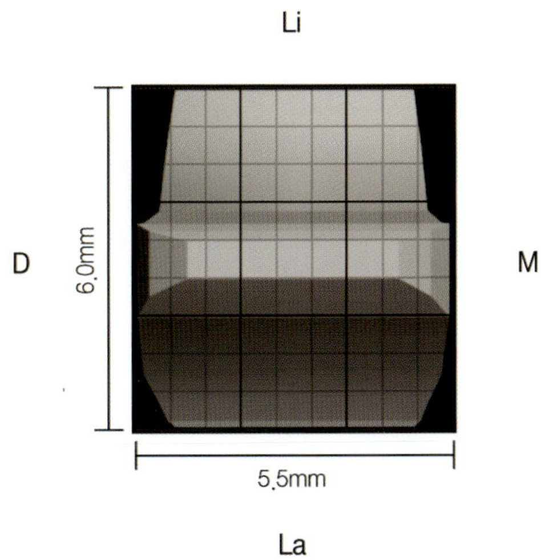

4) 4단계 조각

(1) 순면(Labial surface)

- 중앙순면융선이 나타날 수 있도록 근심측과 원심측을 그림과 같이 경사지게 깎는다.
- 순면이 전체적으로 평평한 느낌이 나도록 삭제한다.

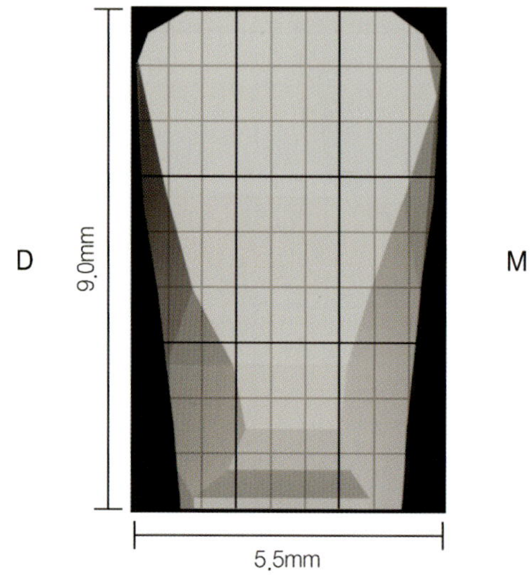

(2) 설면(Lingual surface)

- 치경 1/3 부위는 근원심폭이 순면보다 약간 좁으나 전체적으로 순면과 유사한 크기이다.
- 변연융선이 미약하고, 설면와도 얕다.
- 치경 1/3 부위에 설면결절이 나타날 수 있도록 주변을 삭제한다.
- 설면결절의 위치는 다른 절치와 달리 중앙에 위치한다.

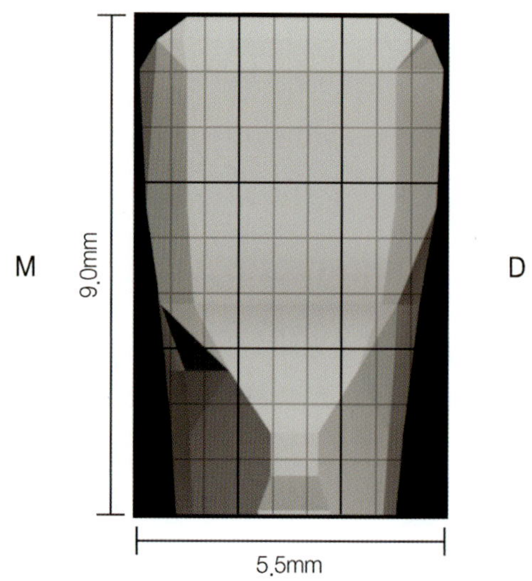

(3) 근심면(Mesial surface)

- 그림의 3등분 표기를 확인하여 순측과 설측 부위를 경사지게 삭제한다.

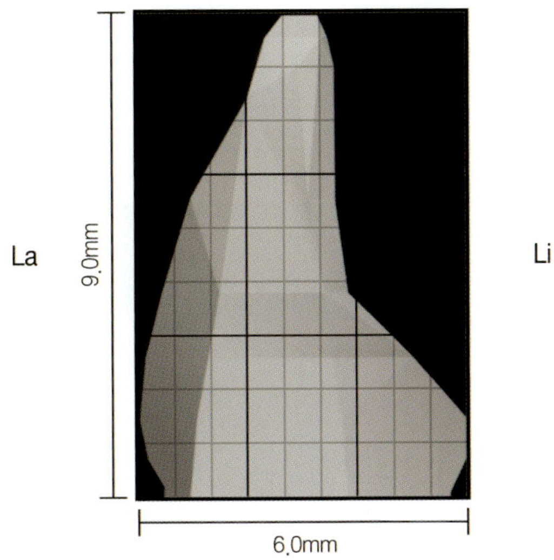

(4) 원심면(Distal surface)

- 그림의 3등분 표기를 확인하여 순측과 설측 부위를 경사지게 삭제한다.

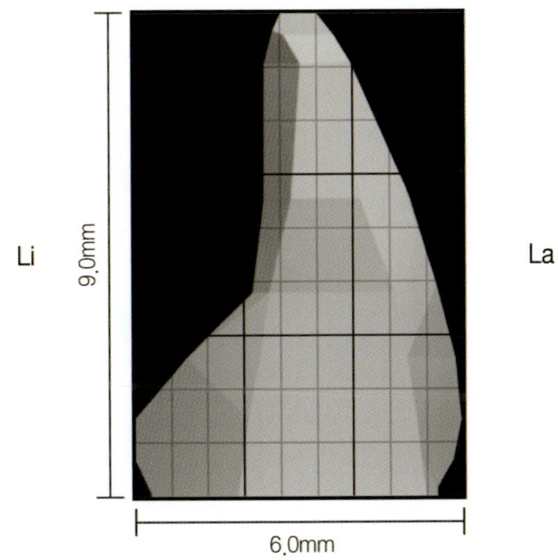

(5) 절단(Incisal edge)

- 설측은 설면결절을 향해 좁아진다.
- 설면결절이 근원심경 중 중앙에 위치하도록 한다.
- 만곡상징이 잘 나타나지 않는다.

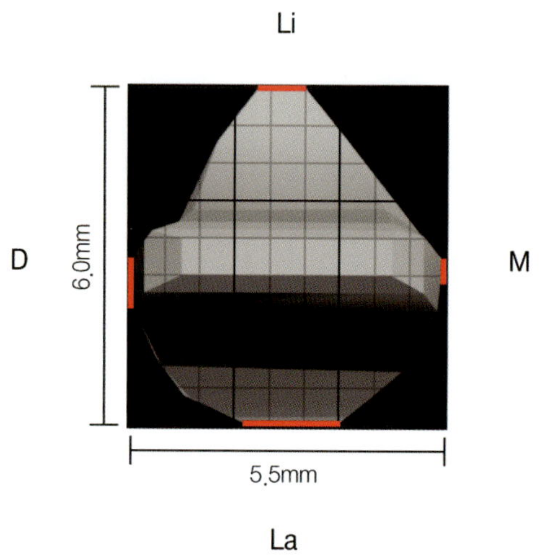

5) 5단계 조각

(1) 순면(Labial surface)

- 근심순면능각과 원심순면능각 부위를 조각도로 가볍게 돌려가면서 둥글게 다듬어 주는데 절단 1/3 부위에서 각이 남아있도록 한다.
- 좌우대칭이 되도록 삭제한다.

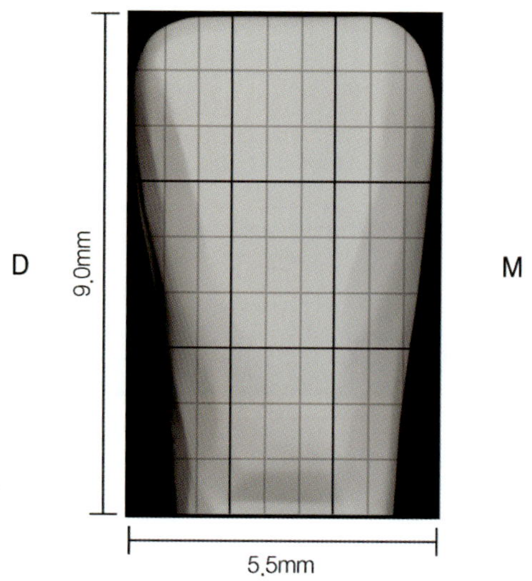

(2) 설면(Lingual surface)

- 변연융선과 설면와가 미약하게 나타나도록 한다.
- 순면에 비하여 치경선이 더 치근측으로 내려가 설면의 치관의 길이가 순면에 비해 약 0.5mm 정도 길게 나타나도록 한다.
- 곡선이 되도록 다듬는다.

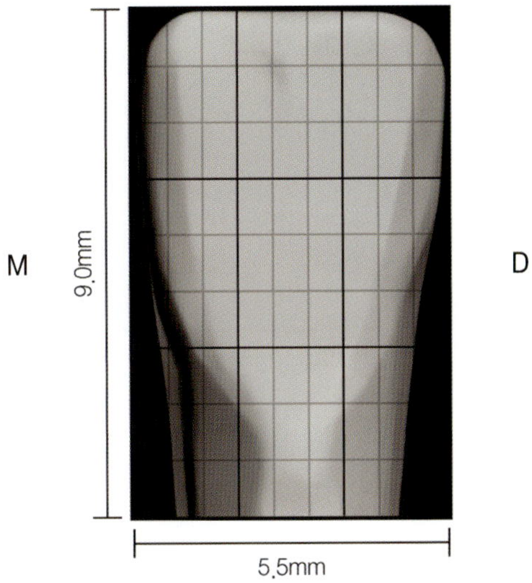

(3) 근심면(Mesial surface)

- 1단계에서 그렸던 치경연을 다시 도해하고 곡선이 되도록 한다.
- 절단의 중심은 치근의 중심선에 대해 약간 설측으로 위치한다.

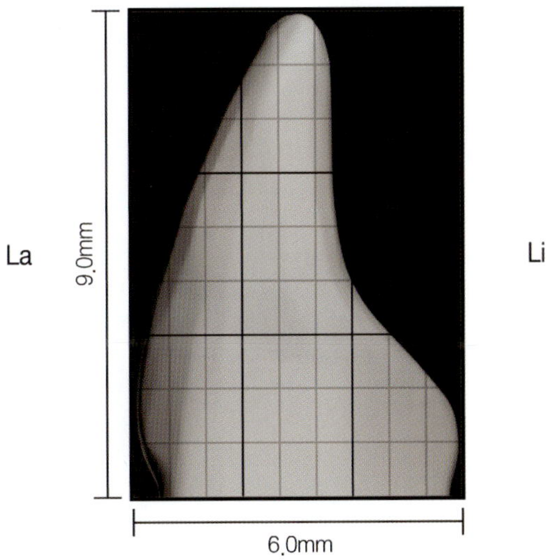

(4) 원심면(Distal surface)

- 1단계에서 그렸던 치경연을 다시 도해하고 곡선이 되도록 한다.

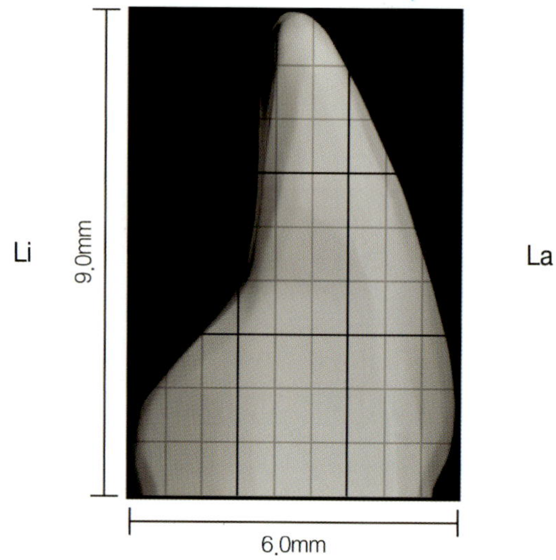

6) 6단계 조각

(1) 순면(Labial surface)

- 근심연, 원심연, 치경연, 절단연을 확인한다.
- 순면융선과 순면구가 아주 미약하게 존재한다.

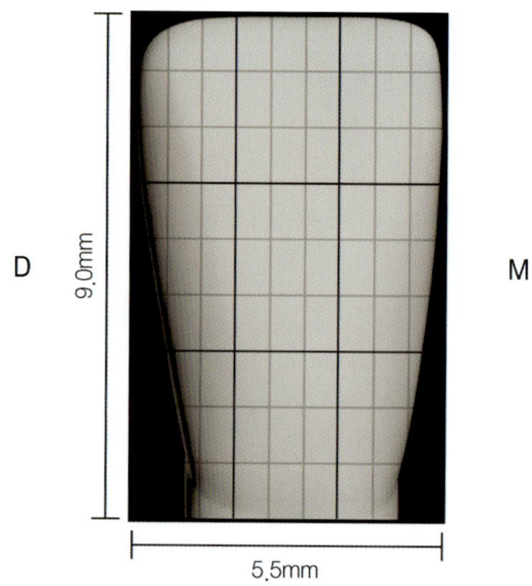

(2) 설면(Lingual surface)

- 변연융선, 설면와, 설면결절이 미약하게 존재한다.

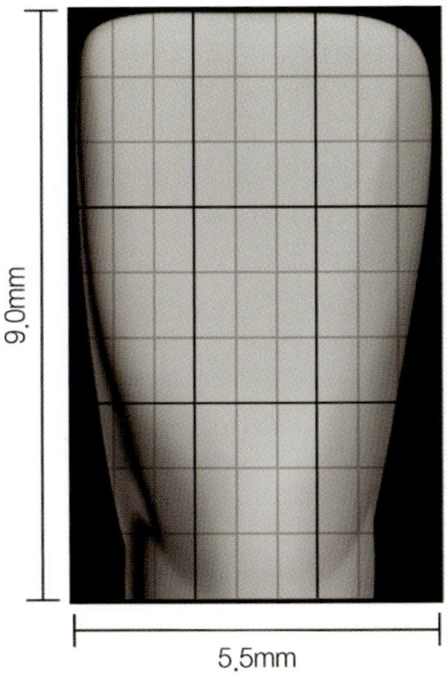

(3) 근심면(Mesial surface)

- 원심면보다 치경선의 만곡도가 크도록 다듬는다.

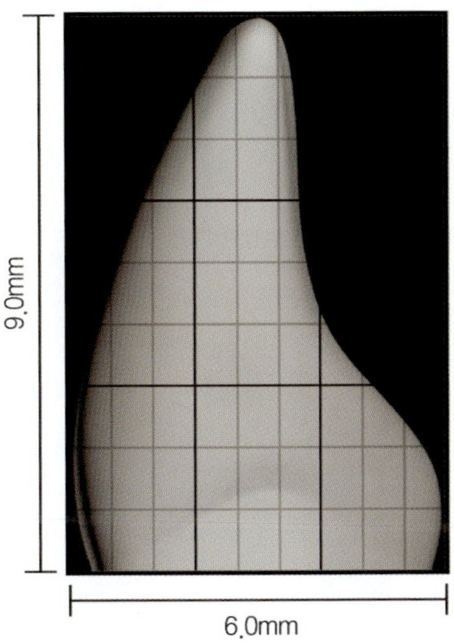

(4) 원심면(Distal surface)

- 근심면보다 치경선의 만곡도가 크도록 다듬는다.

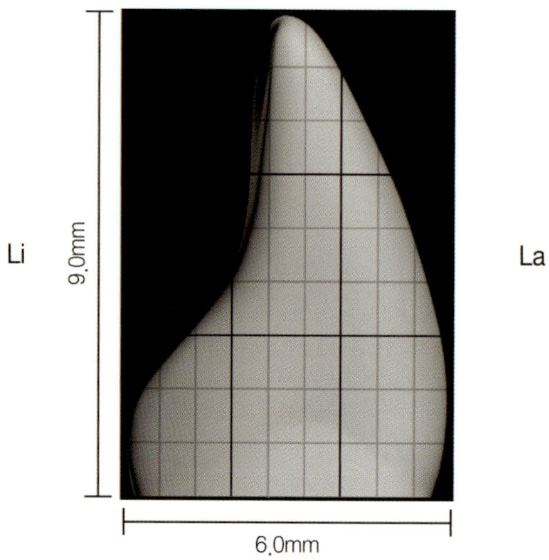

(5) 절단(Incisal edge)

- 근심반부와 원심반부의 차이가 잘 나타나지 않는다.
- 순면이 설면보다 더 많은 부분이 보이는데 이는 치아가 설측으로 기울어져 있기 때문이다.

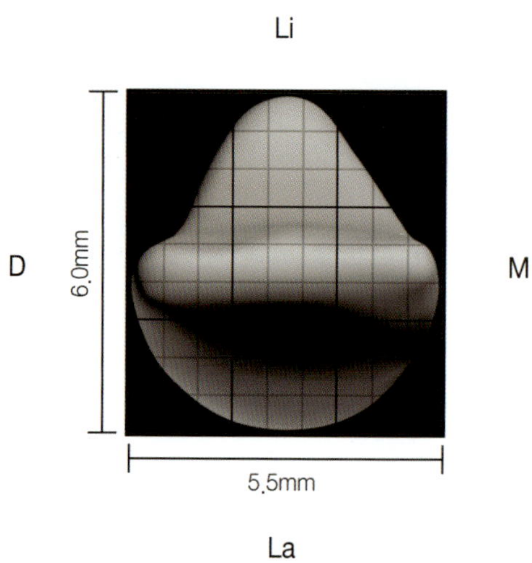

3 상악 우측 측절치

부위	치관 길이	치근 길이	치관의 근원심경	치경부 근원심경	치관의 순설경	치경부 순설경	근심치경선 높이	원심치경선 높이
치수(mm)	9.0	13.0	6.5	5.0	6.0	5.0	3.0	2.0

1) 1단계 조각

① 좌우측이 바뀌지 않도록 블록에 근심면(M)과 원심면(D)을 표시해 준다.

② 치관부의 각 면을 9등분하여 연하게 표시한다.

③ 치관부 각 면에 그림과 같이 도해를 한다.

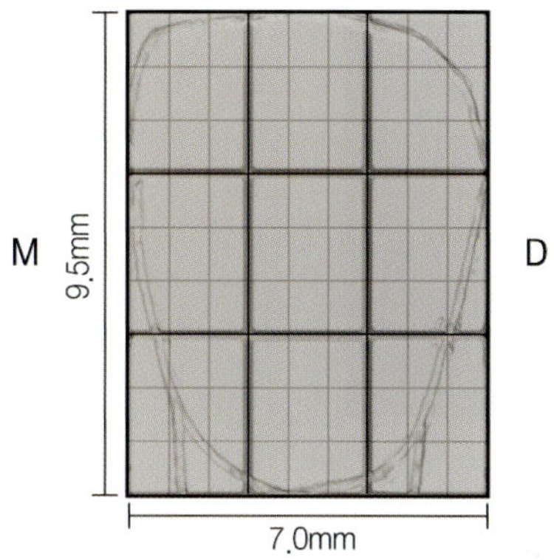

순면(Labial surface)

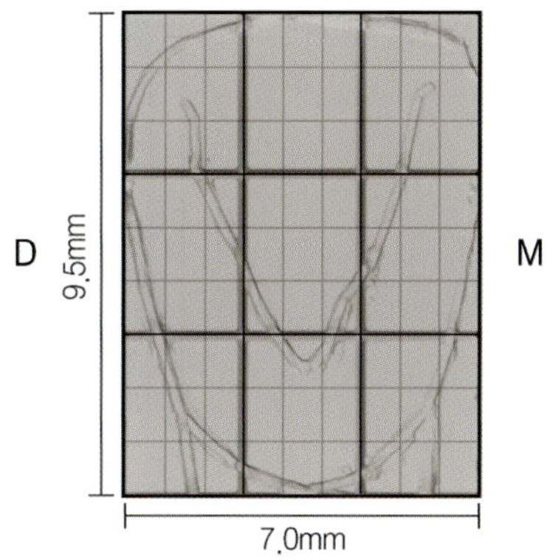

설면(Lingual surface)

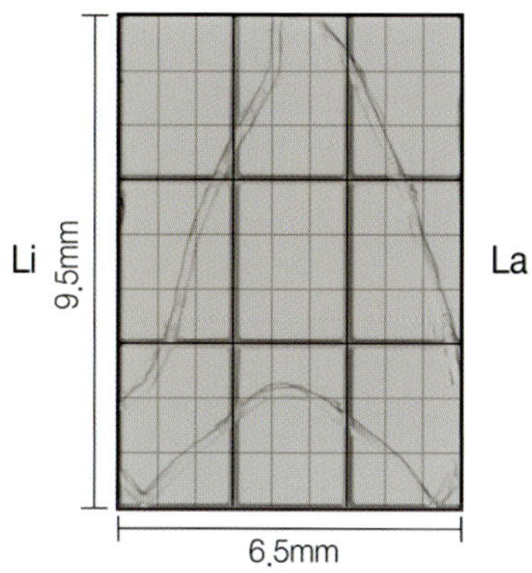

근심면(Mesial surface)

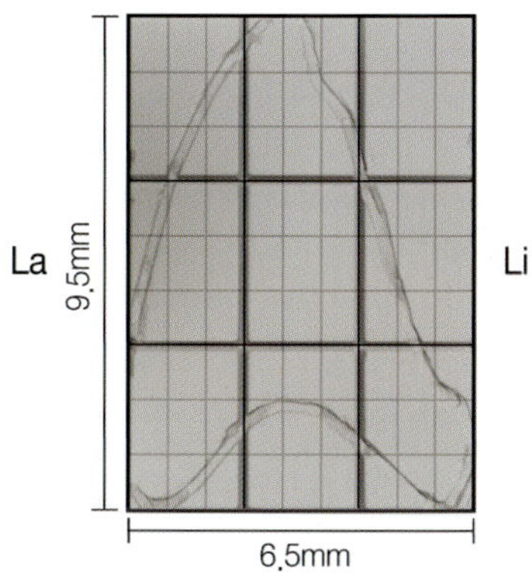

원심면(Distal surface)

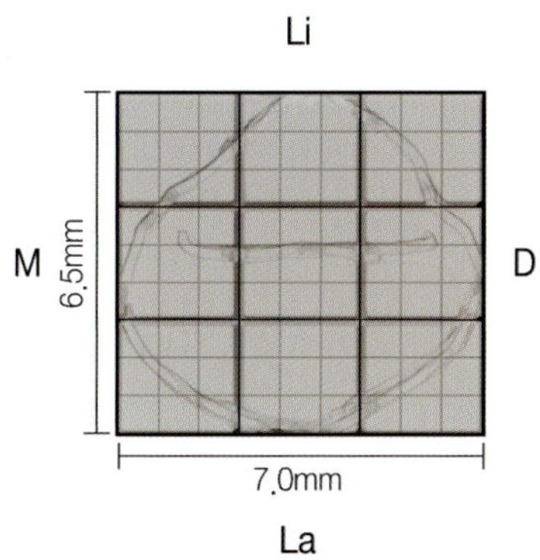

절단(Incisal edge)

2) 2단계 조각

(1) 순면(Labial surface)

- 근심연과 원심연의 도해선까지 삭제한다.
- 절단측은 근심절단우각보다 원심절단우각이 더 큰 각이 되도록 절단연 부분을 삭제한다.
- 최대풍융부위(근심측 : 절단 1/3과 중앙 1/3의 경계, 원심측 : 중앙 1/3)를 제외하여 절단측과 치경측으로 삭제한다.

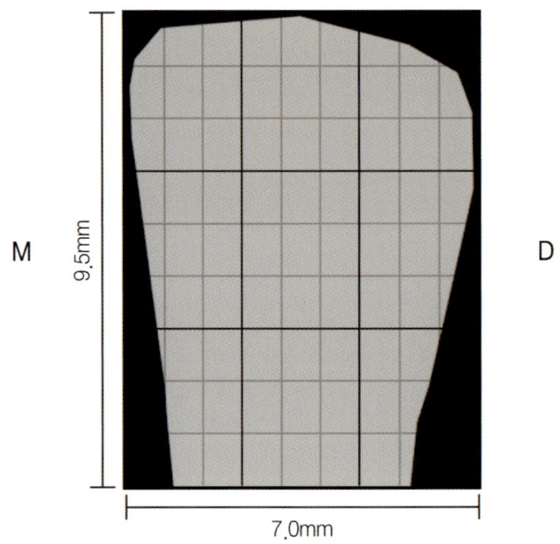

(2) 설면(Lingual surface)

- 근심연과 원심연의 도해선까지 삭제한다.
- 근심연과 원심연의 최대풍융부위를 제외하여 삭제한다.

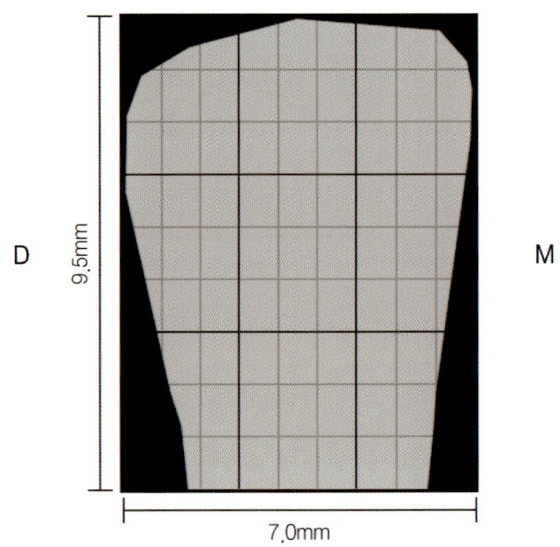

3) 3단계 조각

(1) 근심면(Mesial surface)

- 순측 외형선을 위하여 순면을 삭제하고, 순면이 약간 볼록한 면이 되도록 한다.
- 설측 외형선을 위하여 설면을 삭제하고, 설면이 약간 오목한 면이 되도록 한다.
- 원심면에 비하여 넓고 평탄한 편이다.
- 절단은 중절치에 비하여 약간 두껍게 되도록 삭제한다.
- 순측연의 최대풍융부위는 치경 1/3 부위이고, 설측연의 최대풍융부위는 중앙 1/3과 절단 1/3의 경계부위이다.

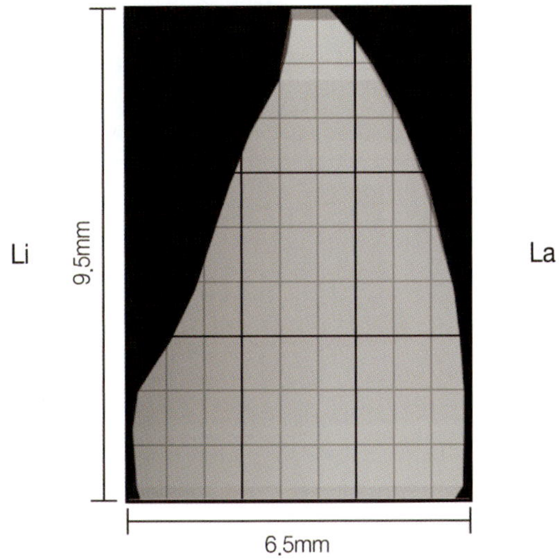

(2) 원심면(Distal surface)

- 근심면에 비하여 약간 좁고 접촉부위를 중심으로 둥근 편이다.
- 절단은 순설경의 중앙이지만, 약간 설측으로 휘어진 형태로 삭제한다.

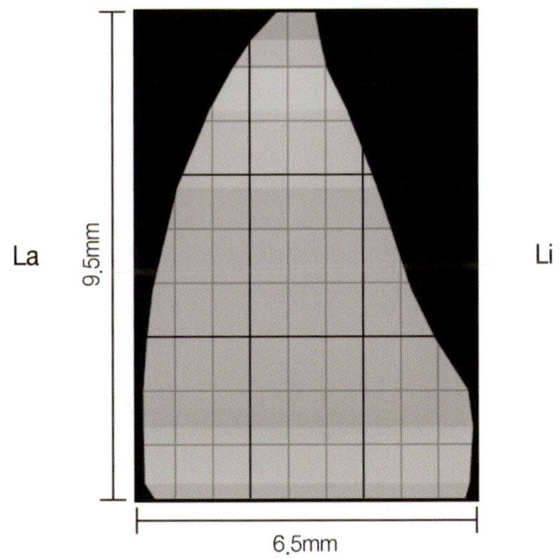

CHAPTER 3

(3) 절단(Incisal edge)

- 설측과 순측을 그림과 같이 삭제한다.
- 절단이 거의 중간에 위치되도록 한다.

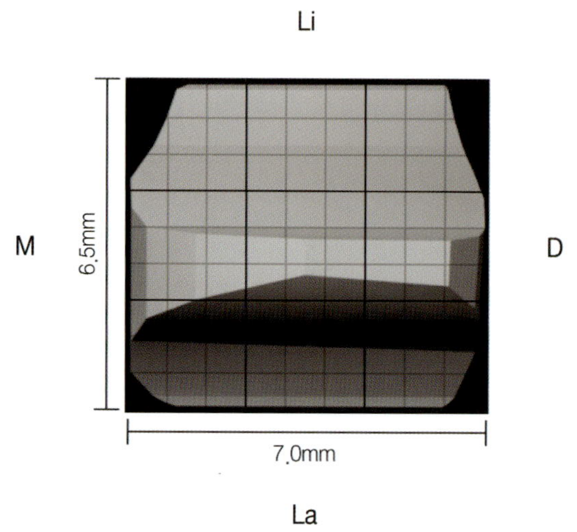

4) 4단계 조각

(1) 순면(Labial surface)

- 중앙순면융선이 나타날 수 있도록 근심측과 원심측을 그림과 같이 경사지게 깎는다.

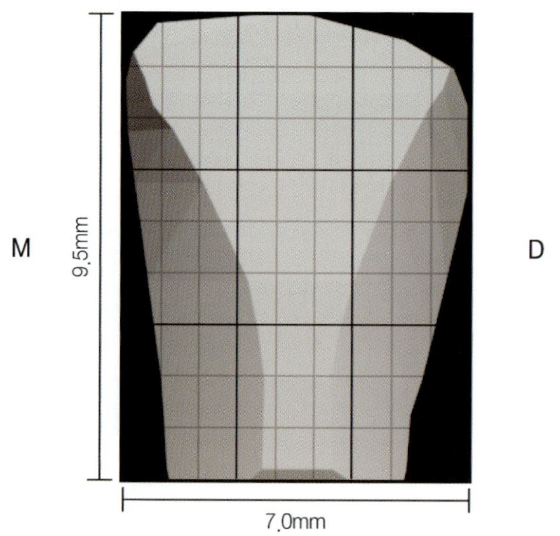

(2) 설면(Lingual surface)

- 치경 1/3 부위는 근원심폭이 순면보다 약간 좁다.
- 근심변연융선과 원심변연융선의 가운데 부분은 오목한 설면와가 존재한다.
- 치경 1/3 부위에는 설면결절이 나타날 수 있도록 주변을 삭제한다.
- 설면결절의 위치가 원심으로 약간 치우치도록 형성한다.

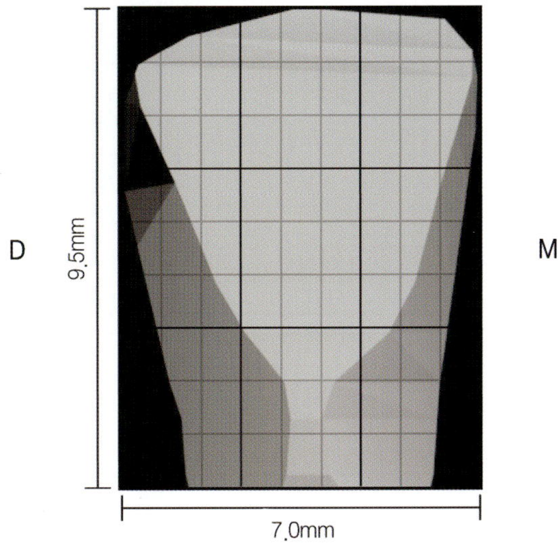

(3) 근심면(Mesial surface)

- 그림의 3등분 표기를 확인하여 순측과 설측 부위를 경사지게 삭제한다.

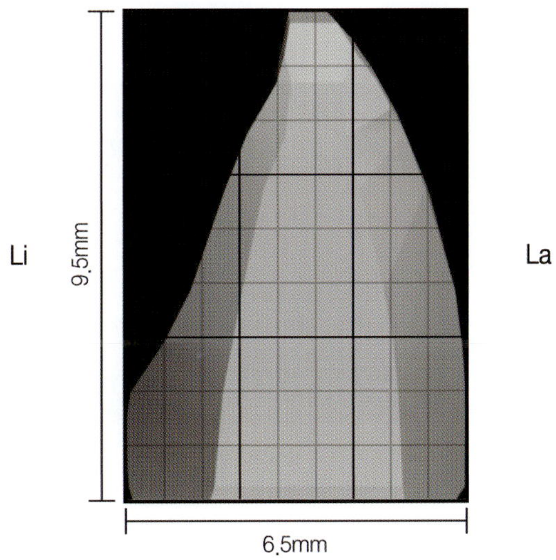

(4) 원심면(Distal surface)

- 그림의 3등분 표기를 확인하여 순측과 설측 부위를 경사지게 삭제한다.

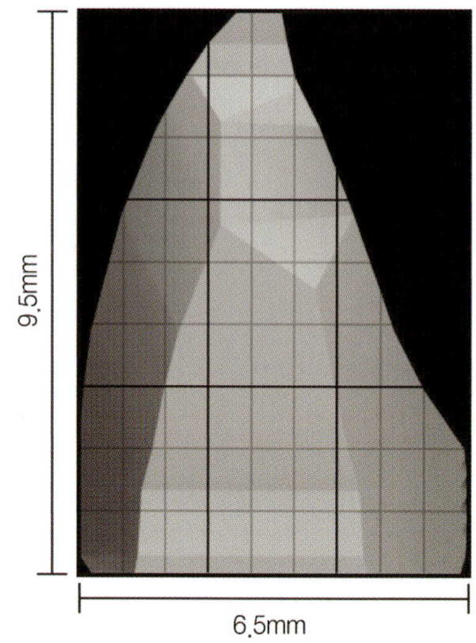

(5) 절단(Incisal edge)

- 설측은 설면결절을 향해 좁아진다.
- 설면결절이 약간 원심측으로 치우칠 수 있도록 삭제한다.
- 근심반부가 원심반부보다 풍융할 수 있도록 한다.
- 중절치에 비하여 절단을 더 두껍게 형성한다.

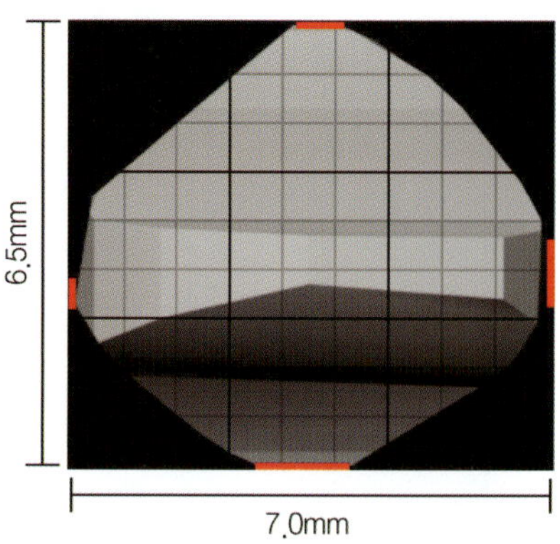

5) 5단계 조각

(1) 순면(Labial surface)

- 근심연은 원심연보다 더 긴 직선형이고 상악 중절치와 비슷하지만, 중절치보다 풍융도가 커 훨씬 볼록하게 나타난다.
- 근심순면능각과 원심순면능각 부위를 조각도로 가볍게 돌려가면서 둥글게 다듬어 주는데 절단 1/3과 중앙 1/3의 경계부위에서는 각이 남아 있고, 치경측으로 갈수록 더 둥글게 다듬는다.

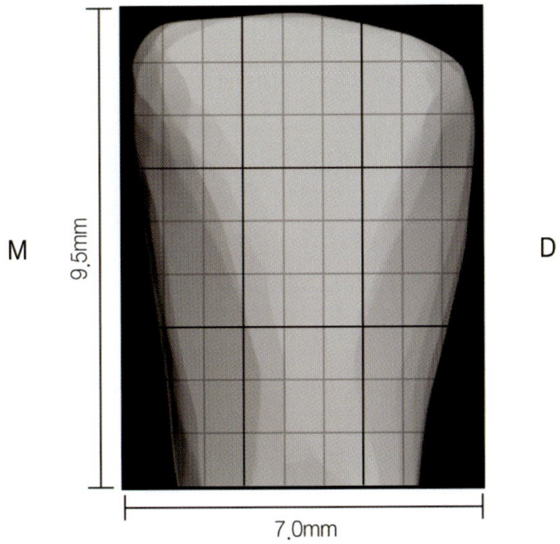

(2) 설면(Lingual surface)

- 변연융선이 나타날 수 있도록 가운데 설면와를 중절치보다 더욱 오목하게 형성한다.
- 근심변연융선과 원심변연융선을 V자 형태로 다듬는다.
- 곡선이 되도록 다듬는다.

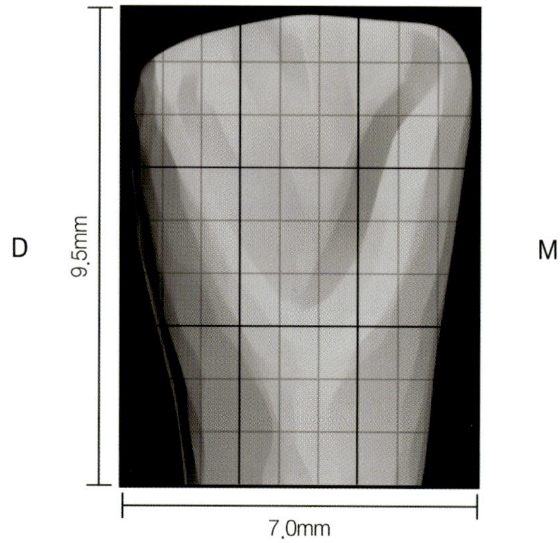

(3) 근심면(Mesial surface)

- 1단계에서 그렸던 치경연을 다시 도해하고 곡선이 되도록 다듬는다.

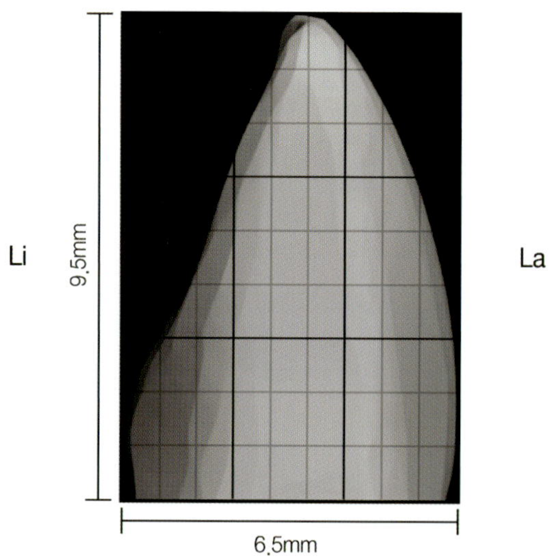

(4) 원심면(Distal surface)

- 1단계에서 그렸던 치경연을 다시 도해하고 곡선이 되도록 다듬는다.

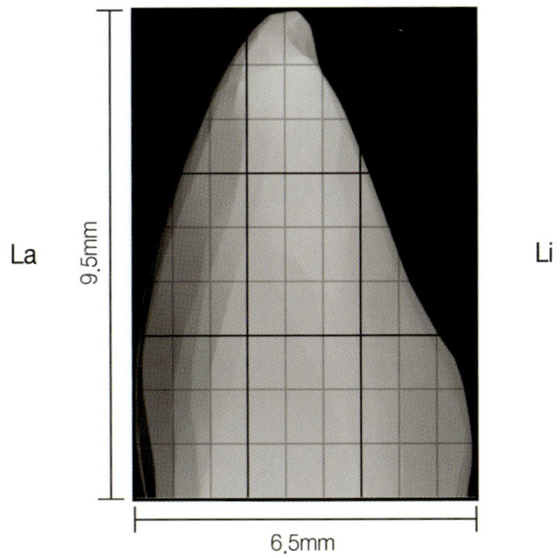

6) 6단계 조각

(1) 순면(Labial surface)

- 근심연, 원심연, 치경연, 절단연을 확인한다.
- 순면융선과 순면구가 중절치보다 미약하게 나타나도록 다듬는다.

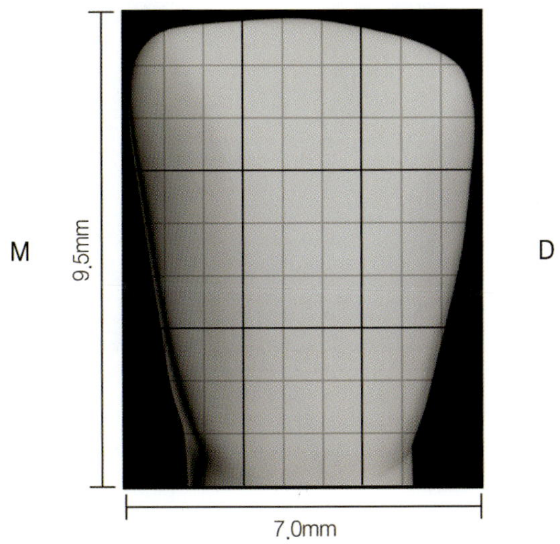

(2) 설면(Lingual surface)

- 변연융선, 설면와, 설면결절이 잘 표현되도록 다듬는다.

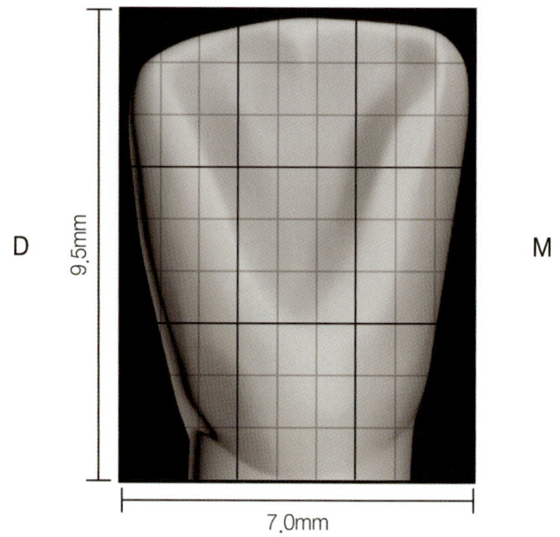

(3) 근심면(Mesial surface)

- 원심면보다 치경선의 만곡도가 크도록 다듬는다.

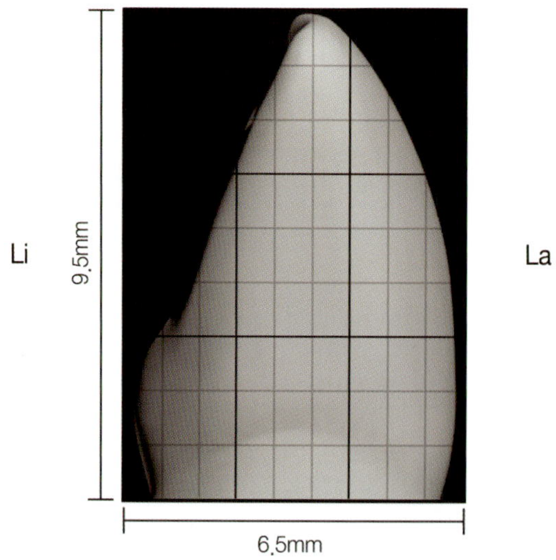

(4) 원심면(Distal surface)

• 근심면보다 치경선의 만곡도가 작도록 다듬는다.

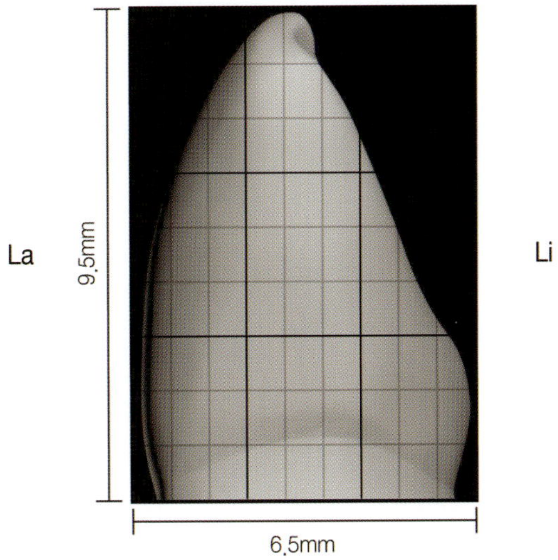

(5) 절단(Incisal edge)

• 절단에서 봤을 때, 중절치보다 순측과 설측으로 더 볼록하게 보일 수 있도록 다듬는다.

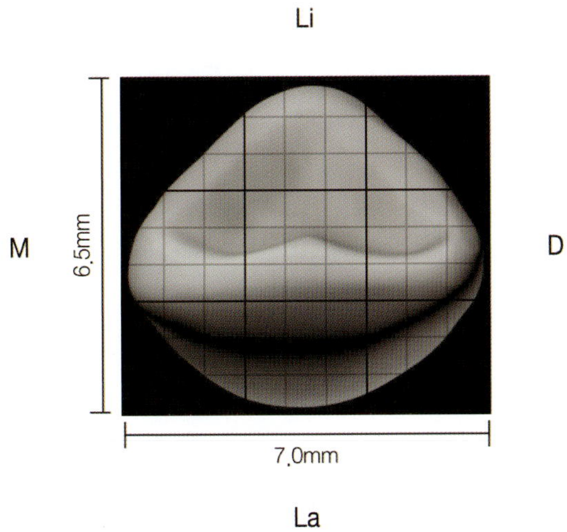

4 하악 우측 측절치

부위	치관 길이	치근 길이	치관의 근원심경	치경부 근원심경	치관의 순설경	치경부 순설경	근심치경선 높이	원심치경선 높이
치수(mm)	9.5	14.0	5.5	4.0	6.5	5.8	3.0	2.0

1) 1단계 조각

① 좌우측이 바뀌지 않도록 블록에 근심면(M)과 원심면(D)을 표시해 준다.

② 치관부의 각 면을 9등분하여 연하게 표시한다.

③ 치관부 각 면에 그림과 같이 도해를 한다.

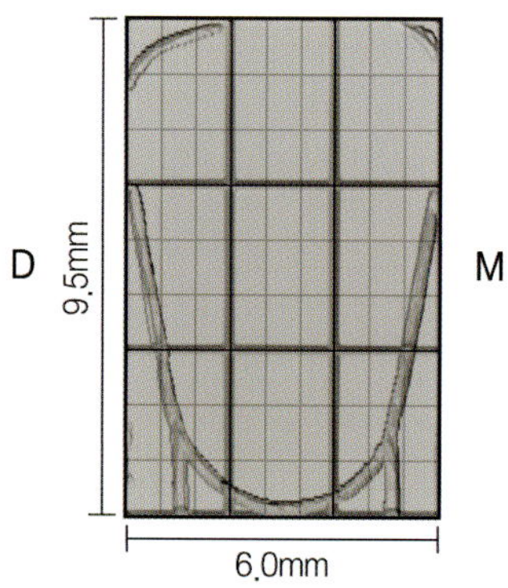

순면(Labial surface)

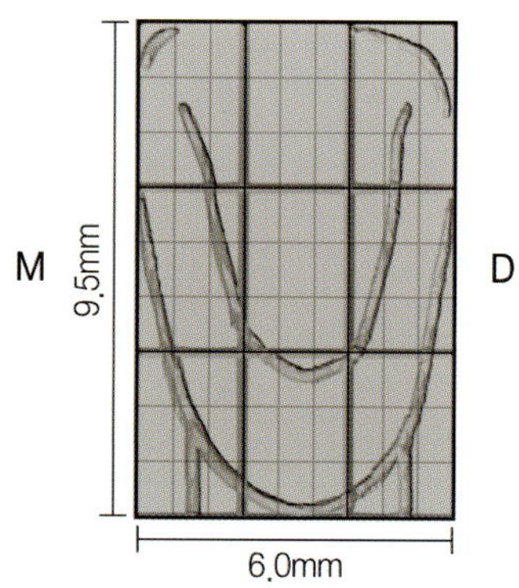

설면(Lingual surface)

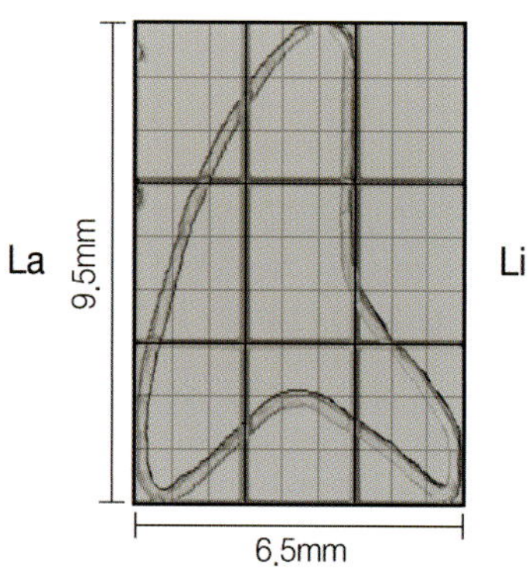

근심면(Mesial surface)

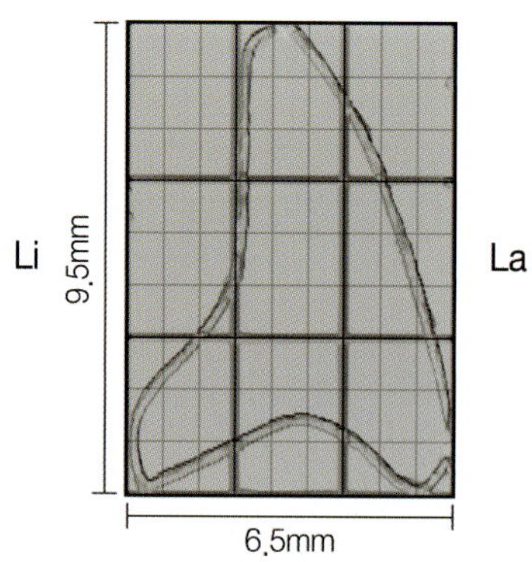

원심면(Distal surface)

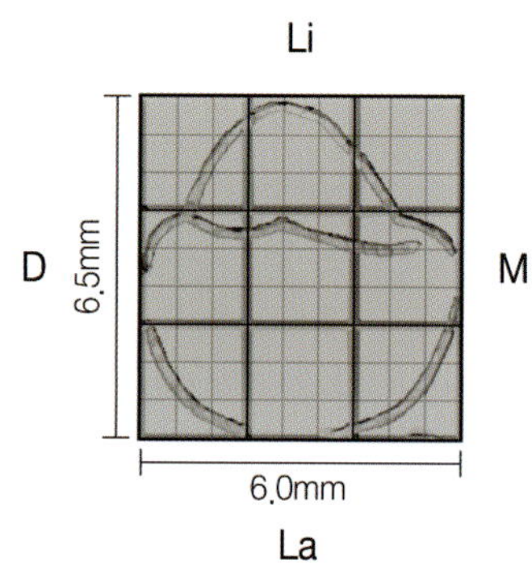

절단(Incisal edge)

2) 2단계 조각

(1) 순면(Labial surface)

- 근심연과 원심연의 도해선까지 삭제한다.
- 절단측은 근심절단우각보다 원심절단우각이 더 큰 각이 되도록 절단연 부분을 삭제한다.
- 최대풍융부위(근심 : 절단 1/3, 원심 : 절단 1/3과 중앙 1/3의 경계)를 제외하여 절단측과 치경측을 삭제한다.

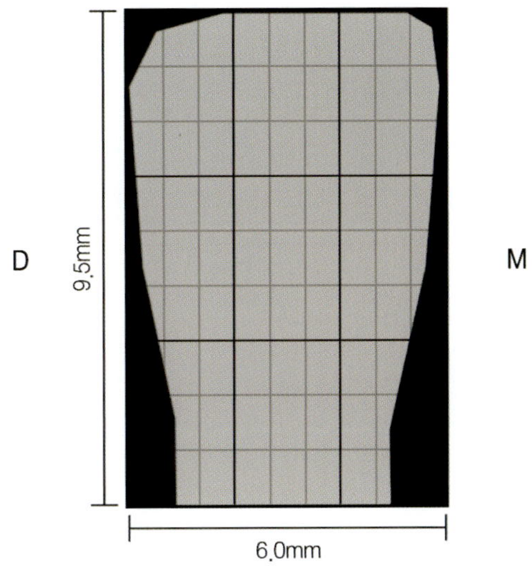

(2) 설면(Lingual surface)

- 근심측과 원심측의 도해선까지 삭제한다.
- 근심연과 원심연의 최대풍융부위를 제외하여 삭제한다.

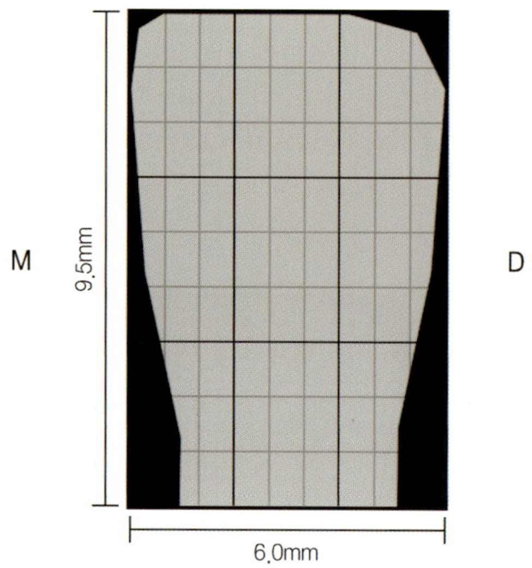

3) 3단계 조각

(1) 근심면(Mesial surface)

- 순측 외형선을 위하여 순면을 삭제하고, 순면이 약간 볼록한 형태이나 전체적으로 약간 평평하게 경사지도록 삭제한다.
- 순측 외형선을 위하여 설면을 삭제하고, 설면이 약간 오목한 면이 되도록 한다.
- 절단은 순설경의 중앙에서 약간 설측에 위치하도록 주변을 삭제한다.
- 순측연의 최대풍융부위는 치경 1/3 부위이고, 설측연의 최대풍융부위도 치경 1/3 부위이다.

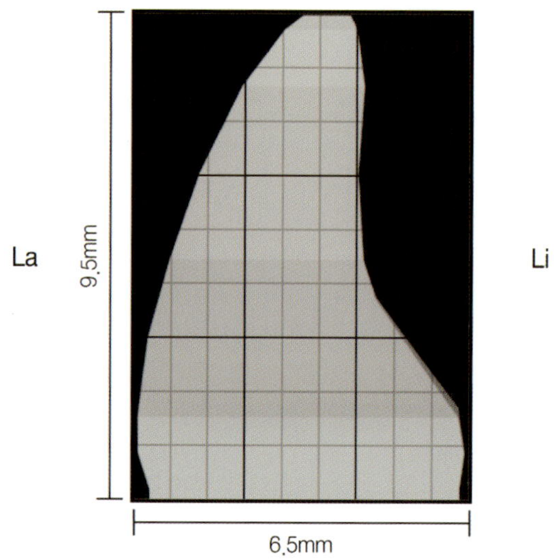

(2) 원심면(Distal surface)

- 근심면에 비하여 약간 좁고 접촉부위를 중심으로 둥근 편이다.

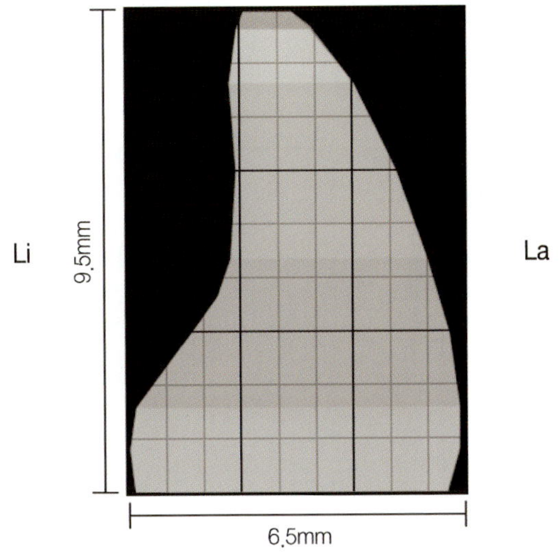

(3) 절단(Incisal edge)

- 설측과 순측을 그림과 같이 삭제한다.
- 절단이 설측을 향해 기울어지도록 한다.

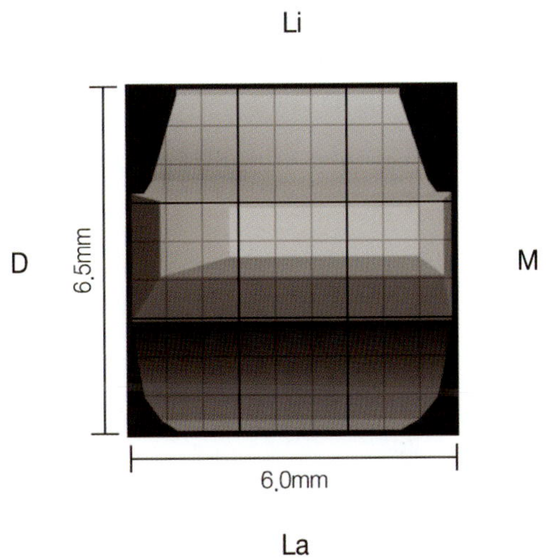

4) 4단계 조각

(1) 순면(Labial surface)

- 중앙순면융선이 나타날 수 있도록 근심측과 원심측을 그림과 같이 경사지게 깎는다.
- 순면이 전체적으로 평평한 느낌이 나도록 삭제한다.

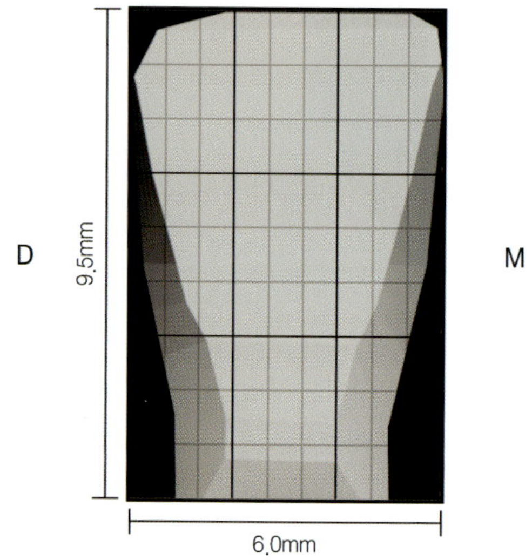

(2) 설면(Lingual surface)

- 치경 1/3 부위는 근원심폭이 순면보다 약간 좁으나 전체적으로 순면과 유사한 크기이다.
- 변연융선이 미약하고, 설면와도 얕다.
- 치경 1/3 부위에 설면결절이 나타날 수 있도록 주변을 삭제한다.
- 설면결절의 위치가 원심으로 약간 치우치도록 형성한다.

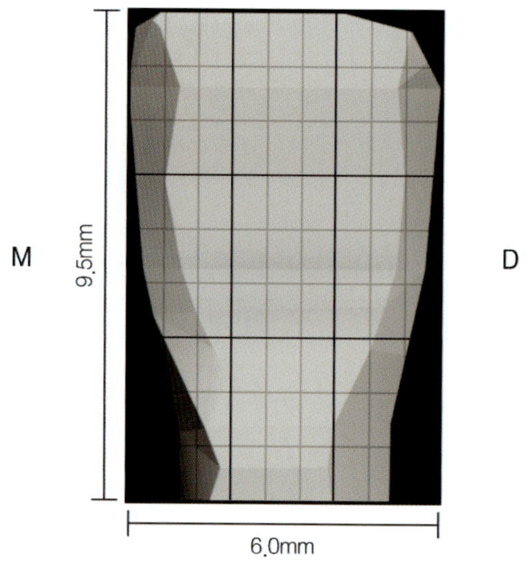

(3) 근심면(Mesial surface)

- 그림의 3등분 표기를 확인하여 순측과 설측 부위를 경사지게 삭제한다.

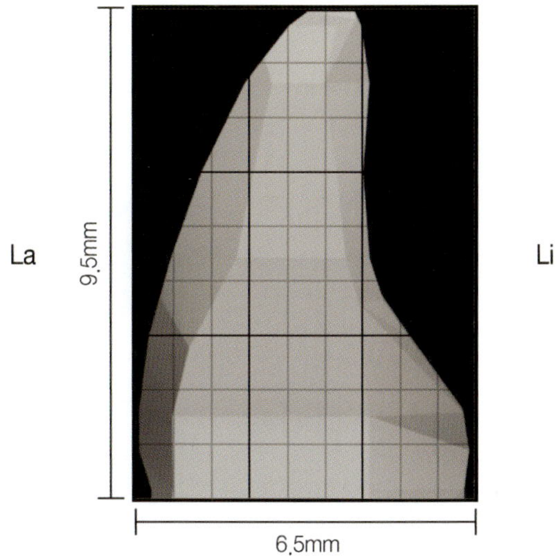

(4) 원심면(Distal surface)

- 그림의 3등분 표기를 확인하여 순측과 설측 부위를 경사지게 삭제한다.

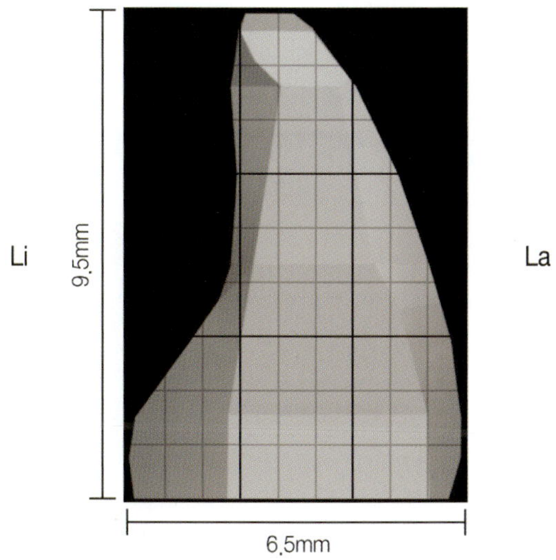

(5) 절단(Incisal edge)

- 설측은 설면결절을 향해 좁아진다.
- 설면결절이 근원심경 중 원심에 위치하도록 한다.
- 만곡상징이 잘 나타난다.

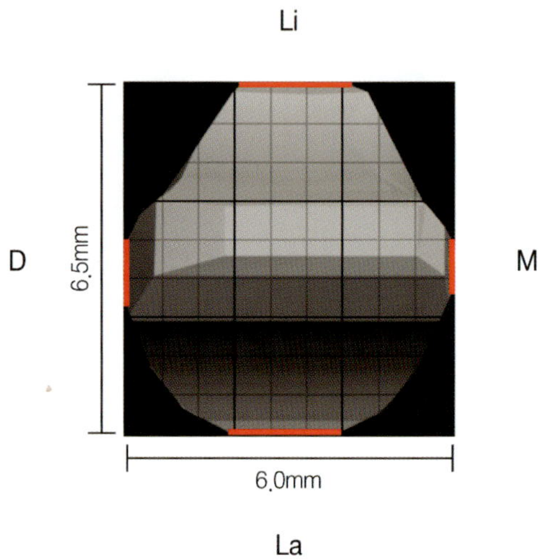

5) 5단계 조각

(1) 순면(Labial surface)

- 근심순면능각과 원심순면능각 부위를 조각도로 가볍게 돌려가면서 둥글게 다듬어 주는데 절단 1/3 부위에서 각이 남아 있도록 한다.

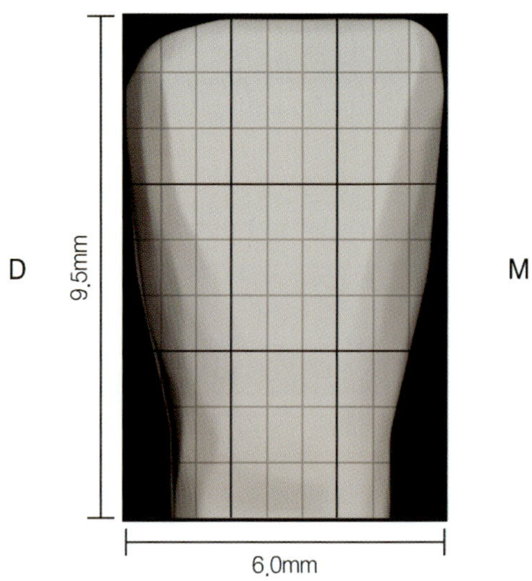

(2) 설면(Lingual surface)

- 변연융선과 설면와가 미약하게 나타나도록 한다.
- 근심변연융선과 원심변연융선을 V자 형태로 다듬는다.
- 곡선이 되도록 다듬는다.

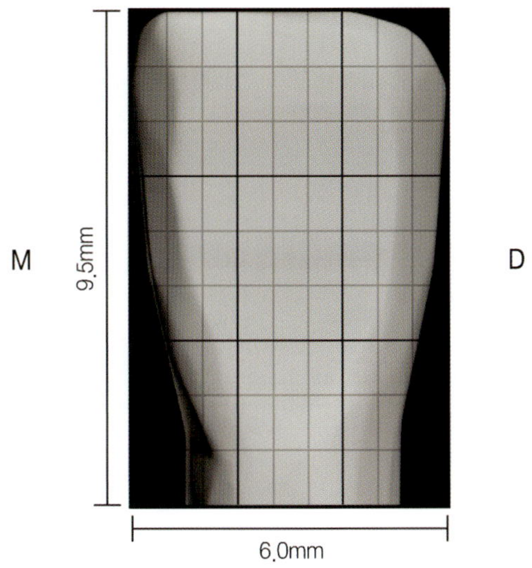

(3) 근심면(Mesial surface)

- 1단계에서 그렸던 치경연을 다시 도해하고 곡선이 되도록 한다.
- 절단의 중심은 치근의 중심선에 대해 약간 설측으로 위치한다.

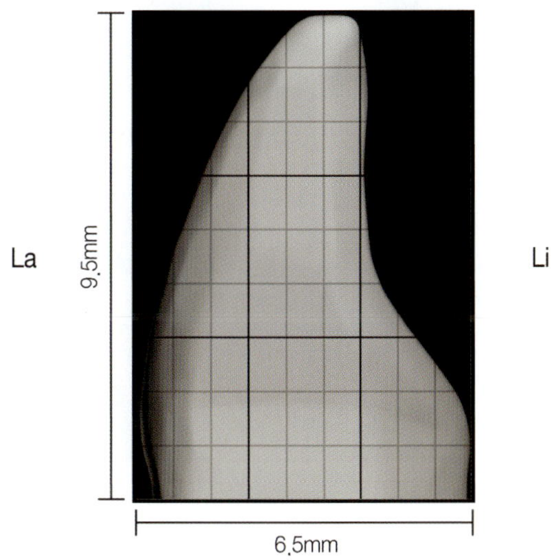

(4) 원심면(Distal surface)

- 1단계에서 그렸던 치경연을 다시 도해하고 곡선이 되도록 한다.

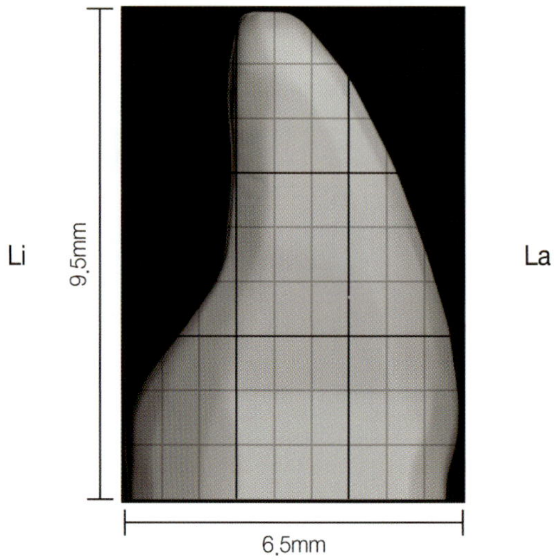

6) 6단계 조각

(1) 순면(Labial surface)

- 근심연, 원심연, 치경연, 절단연을 확인한다.
- 순면융선과 순면구가 아주 미약하게 존재한다.

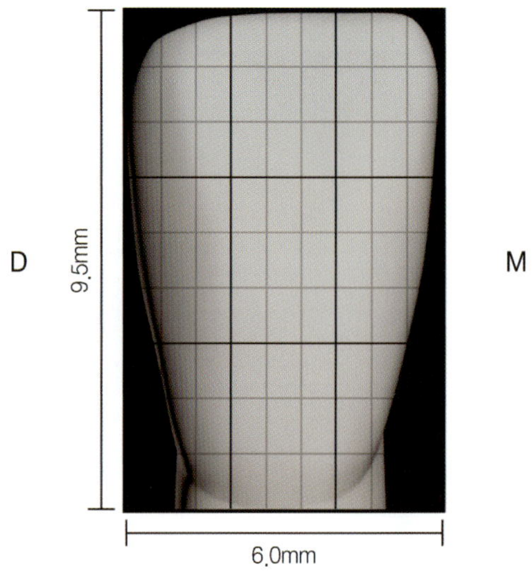

(2) 설면(Lingual surface)

- 변연융선, 설면와, 설면결절이 미약하게 존재한다.

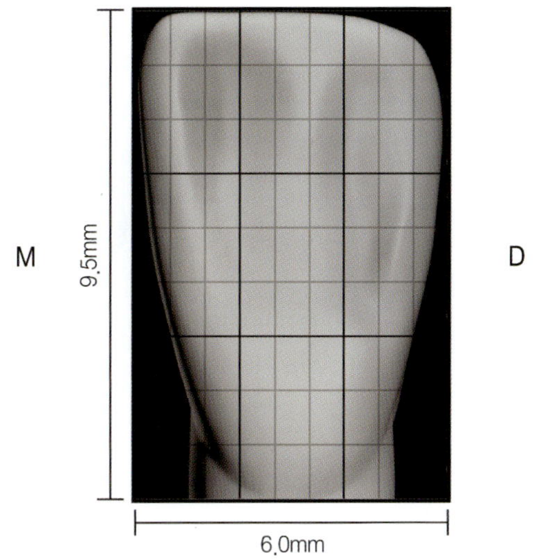

(3) 근심면(Mesial surface)

- 원심면보다 치경선의 만곡도가 크도록 다듬는다.

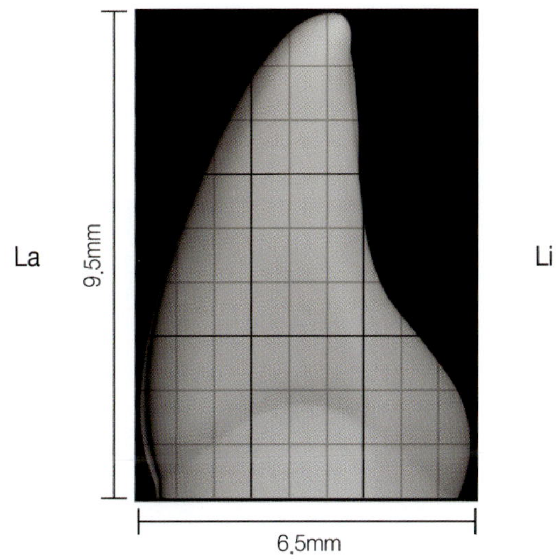

(4) 원심면(Distal surface)

• 근심면보다 치경선의 만곡도가 크도록 다듬는다.

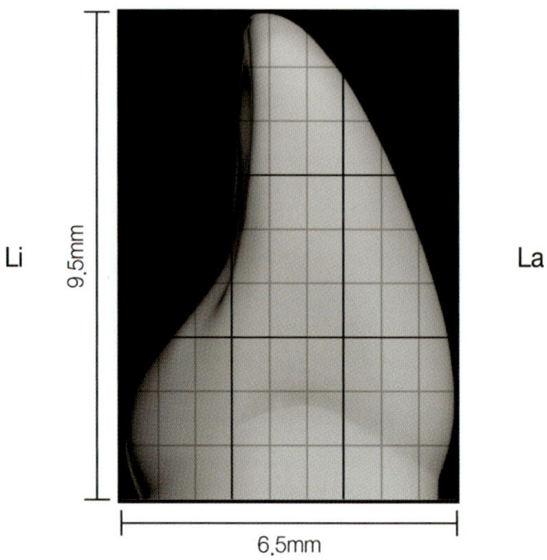

(5) 절단(Incisal edge)

• 만곡상징이 잘 나타난다.

• 순면이 설면보다 더 많은 부분이 보이는데 이는 치아가 설측으로 기울어져 있기 때문이다.

• 절단연이 중절치보다 더 설측에 위치하고, 원심에서 설면으로 약간 휘어져 있다.

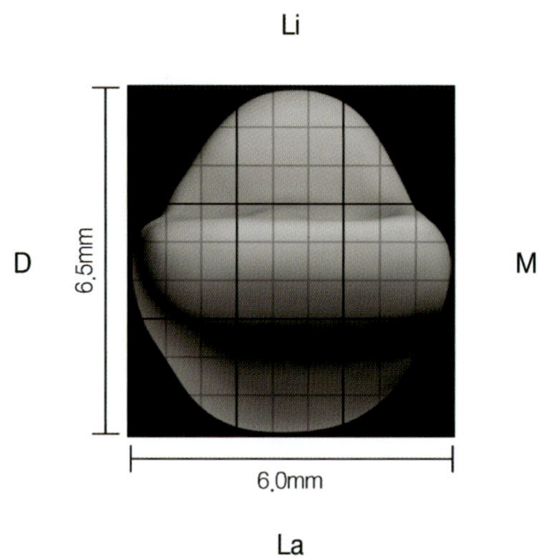

5 상악 우측 견치

부위	치관 길이	치근 길이	치관의 근원심경	치경부 근원심경	치관의 순설경	치경부 순설경	근심치경선 높이	원심치경선 높이
치수(mm)	10.0	17.0	7.5	5.5	8.0	7.0	2.5	1.5

1) 1단계 조각

① 좌우측이 바뀌지 않도록 블록에 근심면(M)과 원심면(D)을 표시해 준다.

② 치관부의 각 면을 9등분하여 연하게 표시한다.

③ 치관부 각 면에 그림과 같이 도해를 한다.

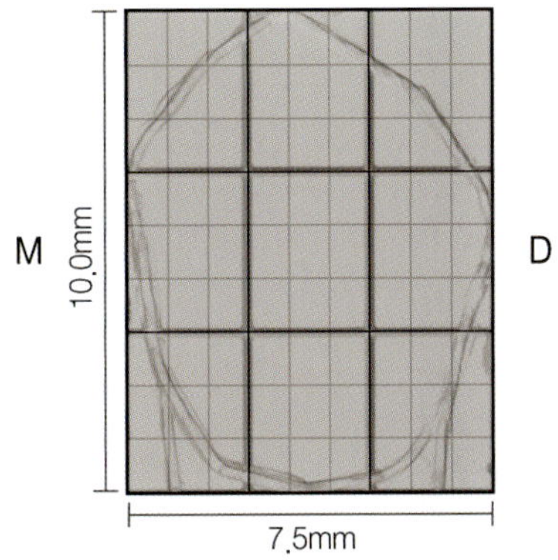

순면(Labial surface)

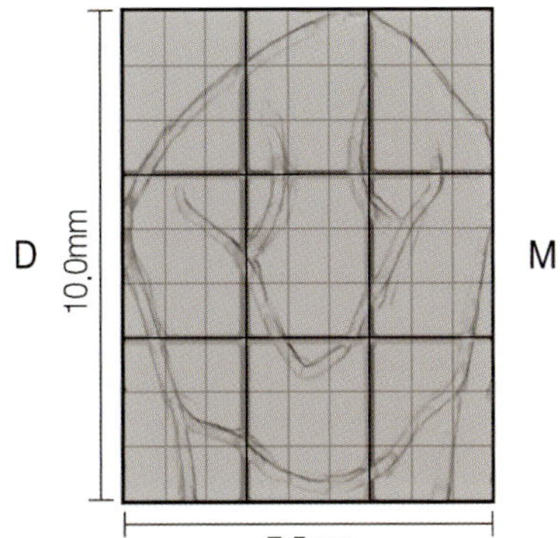

설면(Lingual surface)

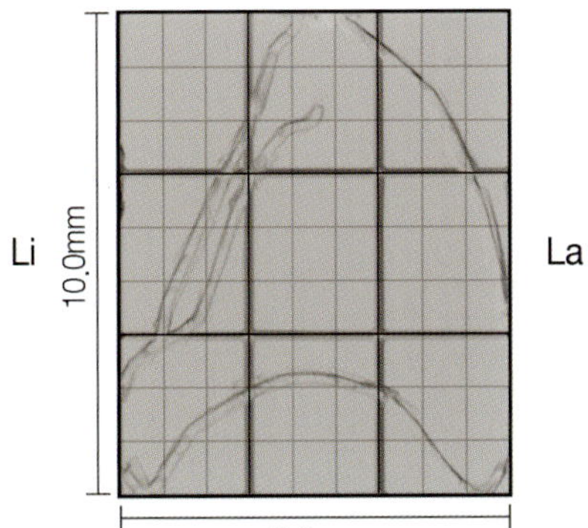

근심면(Mesial surface)

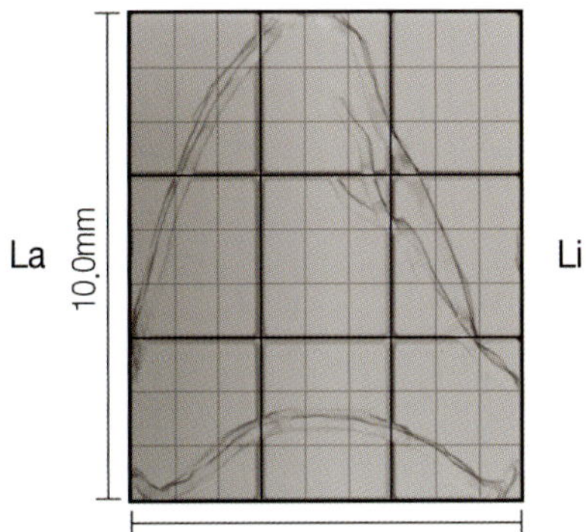

원심면(Distal surface)

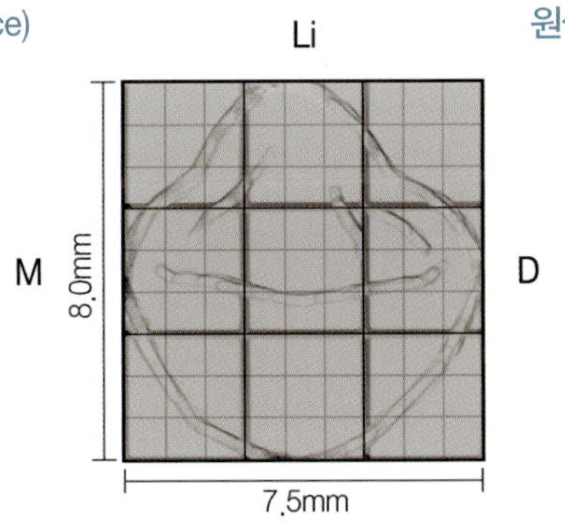

절단(Incisal edge)

2) 2단계 조각

(1) 순면(Labial surface)

- 근심측으로 치우쳐진 첨두를 중심으로 경사져 있는 근심절단연과 원심절단연의 도해선까지 삭제한다.
- 근심절단연이 원심절단연보다 짧고 완만한 경사가 되도록 조각한다.
- 근심연과 원심연의 도해선까지 삭제한다.
- 최대풍융부위(근심측 : 절단 1/3과 중앙 1/3의 경계, 원심측 : 중앙 1/3)를 제외하여 치경측으로 삭제한다.

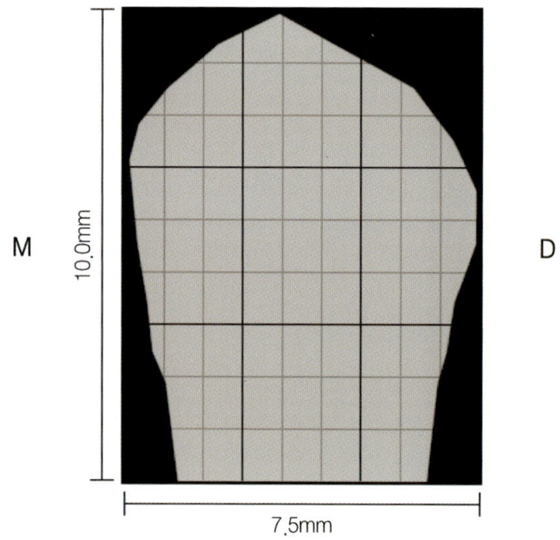

(2) 설면(Lingual surface)

- 첨두를 중심으로 절단연의 도해선까지 삭제한다.
- 근심연과 원심연의 도해선까지 삭제한다.

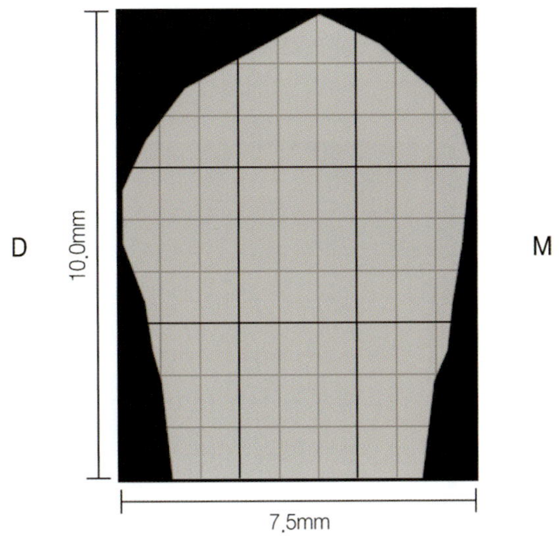

3) 3단계 조각

(1) 근심면(Mesial surface)

- 순측 외형선을 위하여 순면을 삭제하고, 순면이 약간 볼록한 면이 되도록 한다.
- 설측 외형선을 위하여 설면을 삭제하고, 설면이 약간 오목한 면이 되도록 한다.
- 원심면에 비하여 넓고 평탄한 편이다.
- 첨두는 순설경의 중에서 순측에 위치한다.
- 순측연의 최대풍융부위는 치경 1/3 부위이고, 설측연의 최대풍융부위도 치경 1/3 부위이다.

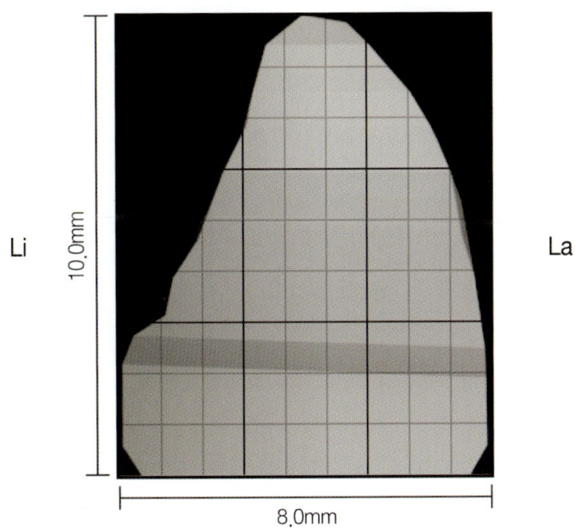

CHAPTER 3

(2) 원심면(Distal surface)

- 순측 외형선을 위하여 순면을 삭제하고, 순면이 약간 볼록한 면이 되도록 한다.
- 설측 외형선을 위하여 설면을 삭제하고, 설면이 약간 오목한 면이 되도록 한다.
- 근심면에 비하여 약간 좁다.
- 첨두는 순설경의 중에서 순측에 위치한다.

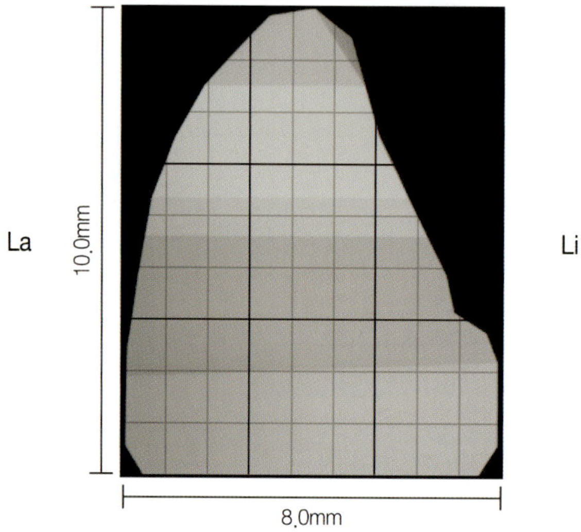

(3) 절단(Incisal edge)

- 절단면의 형태를 그림과 비교한다.

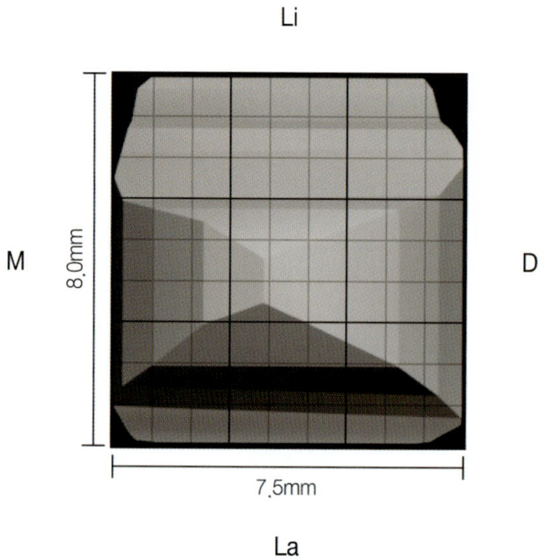

4) 4단계 조각

(1) 순면(Labial surface)

- 중앙순면융선이 나타날 수 있도록 근심측과 원심측을 그림과 같이 경사지게 깎는다.

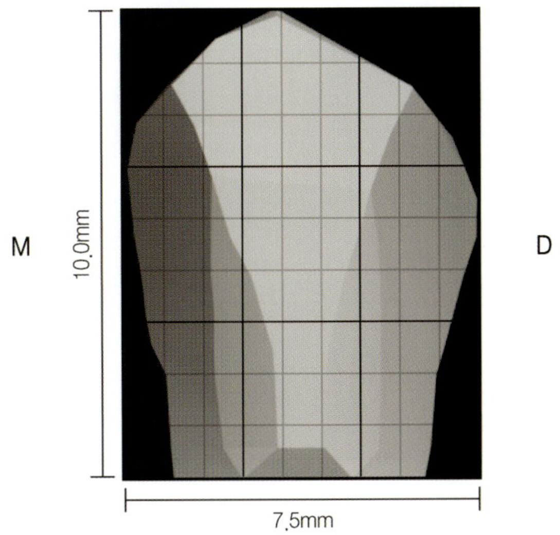

(2) 설면(Lingual surface)

- 순면과 같은 방법으로 경사지게 조각하되, 치경 1/3 부위가 순면보다 좀 더 좁아지도록 삭제한다.
- 설면결절이 원심측으로 치우칠 수 있도록 근심측을 넓게 삭제한다.

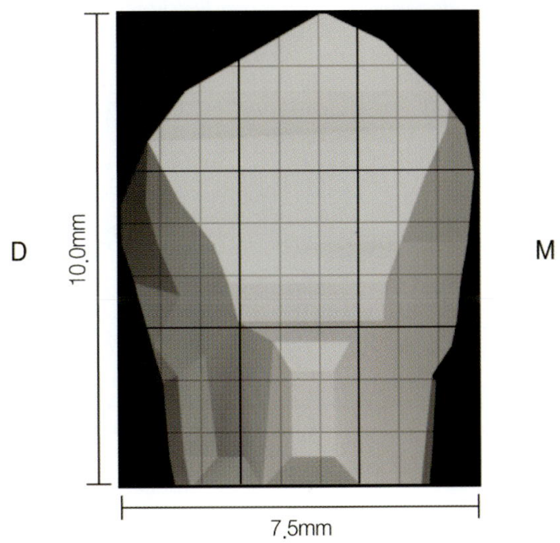

(3) 근심면(Mesial surface)

- 그림의 3등분 표기를 확인하여 순측과 설측 부위를 경사지게 삭제한다.
- 순설경이 길게 나타날 수 있도록 많이 삭제하지 않는다.

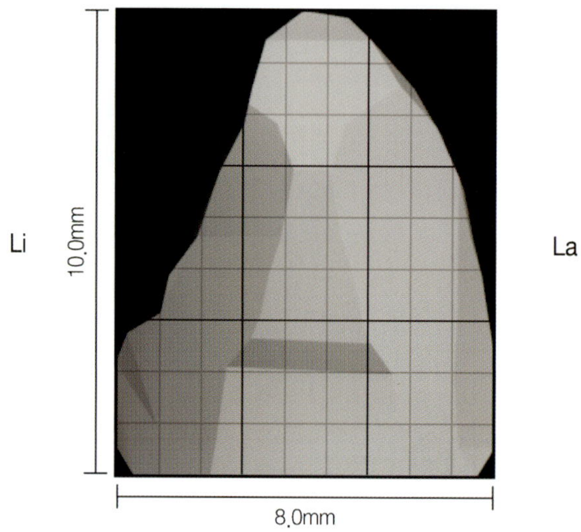

(4) 원심면(Distal surface)

- 그림의 3등분 표기를 확인하여 순측과 설측 부위를 경사지게 삭제한다.
- 순설경이 길게 나타날 수 있도록 많이 삭제하지 않는다.

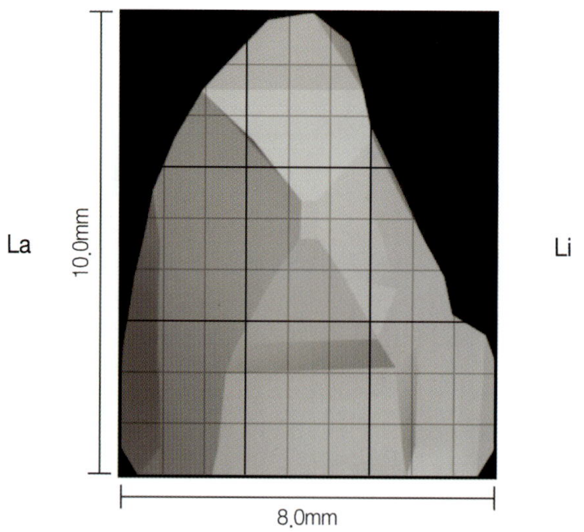

(5) 절단(Incisal edge)

- 설측은 설면결절을 향해 좁아진다.
- 설면결절이 약간 원심측으로 치우칠 수 있도록 삭제한다.
- 순측의 중앙순면융선은 약간 근심측으로 치우칠 수 있도록 삭제한다.
- 근심반부가 원심반부보다 풍융하도록 한다.

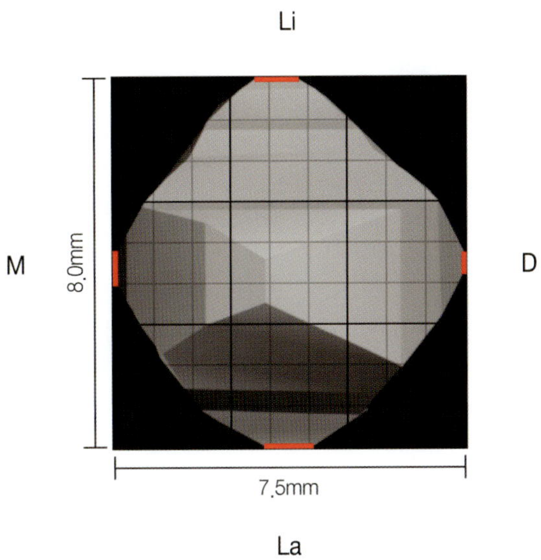

5) 5단계 조각

(1) 순면(Labial surface)

- 근심순면능각과 원심순면능각 부위를 조각도로 가볍게 돌려가면서 둥글게 다듬어 주어 중앙순면융선이 나타나도록 다듬어준다.

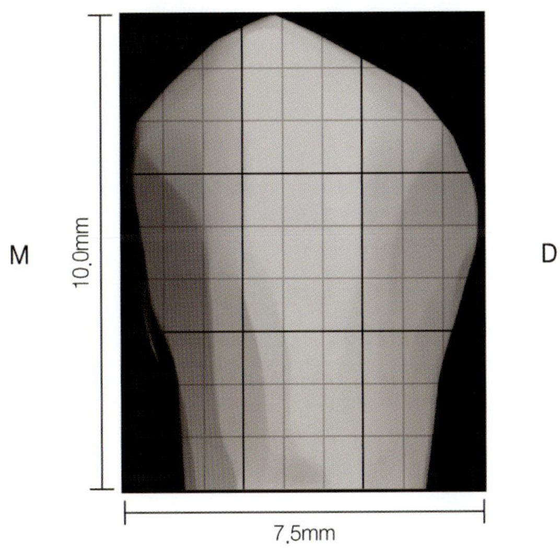

CHAPTER 3

(2) 설면(Lingual surface)

- 근심변연융선과 원심변연융선이 나타나도록 설면와를 형성한다.
- 설면융선은 첨두부터 설면결절까지 연결되도록 하고, 설면와가 근심설면와와 원심설면와로 나누어지게 한다.

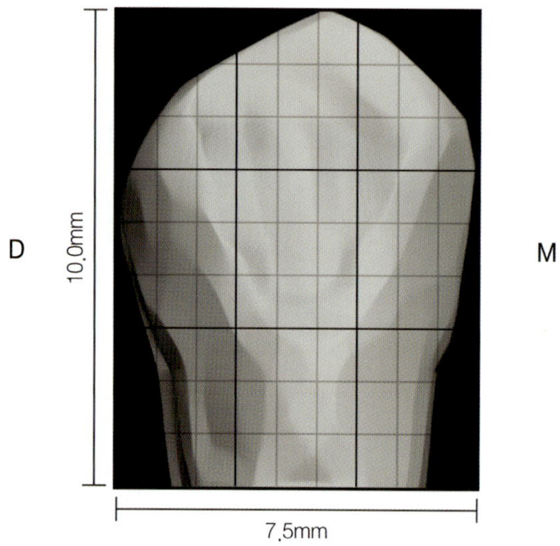

(3) 근심면(Mesial surface)

- 1단계에서 그렸던 치경연을 다시 도해하고 곡선이 되도록 다듬는다.

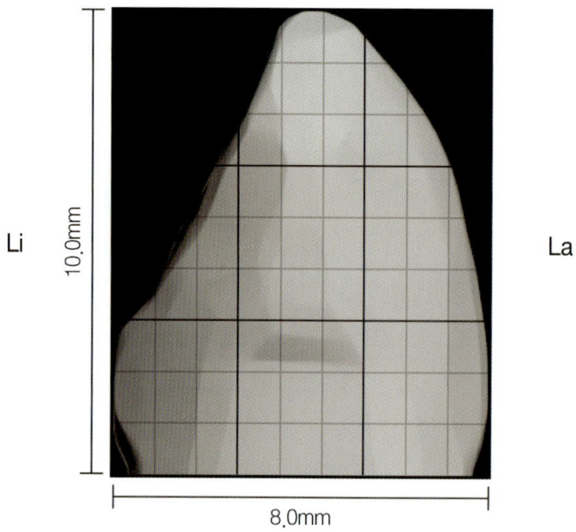

(4) 원심면(Distal surface)

- 1단계에서 그렸던 치경연을 다시 도해하고 곡선이 되도록 다듬는다.

La

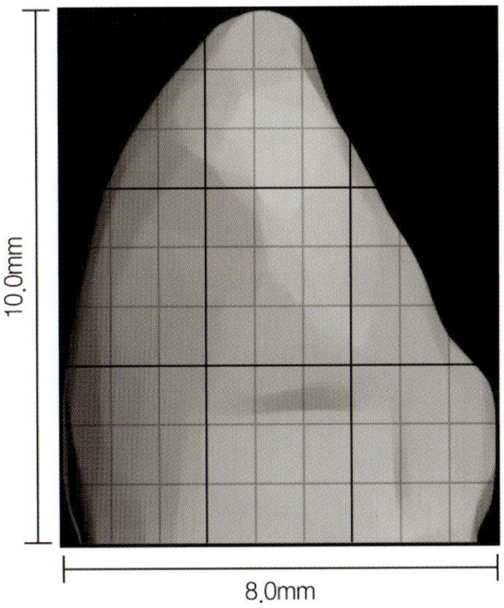

Li

6) 6단계 조각

(1) 순면(Labial surface)

- 근심연, 원심연, 치경연, 절단연을 확인한다.
- 근심순면융선, 중앙순면융선, 원심순면융선 중 중앙순면융선이 확실하게 나타나도록 다듬어 준다.
- 근심순면구와 원심순면구를 확인한다.

M

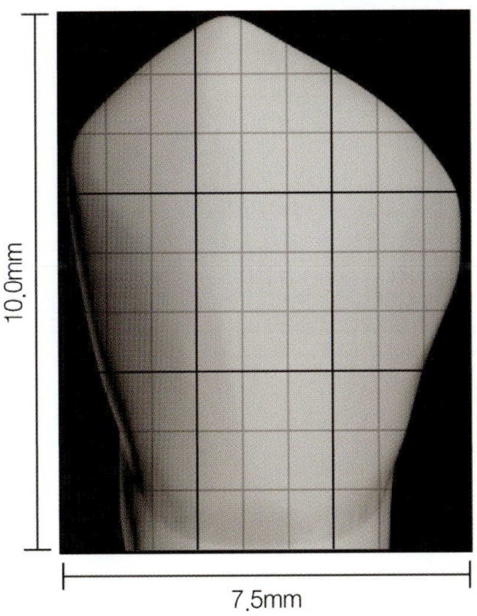

D

(2) 설면(Lingual surface)

• 변연융선, 설면결절, 설면융선, 근심설면와, 원심설면와가 잘 표현되도록 다듬는다.

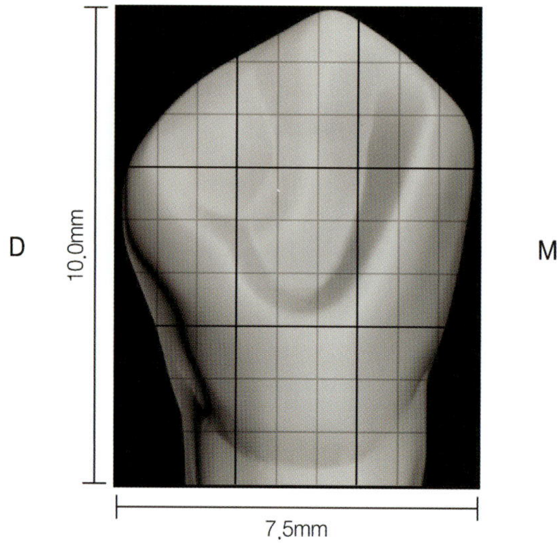

(3) 근심면(Mesial surface)

• 원심면보다 치경선의 만곡도가 크도록 다듬는다.

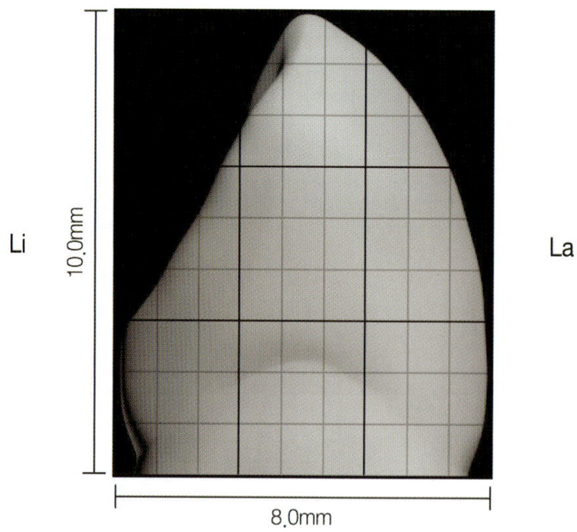

(4) 원심면(Distal surface)

- 근심면보다 치경선의 만곡도가 크도록 다듬는다.

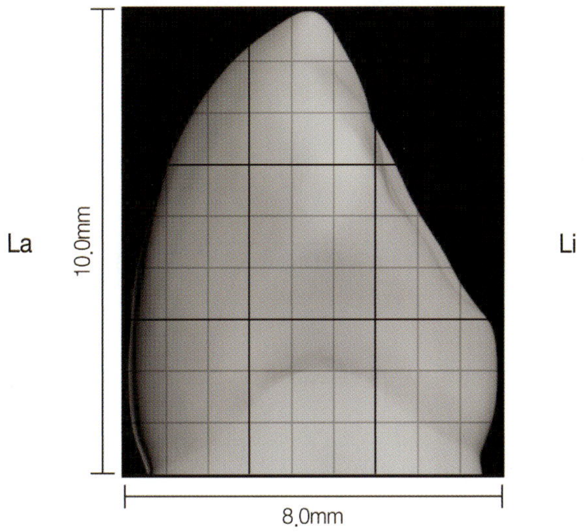

(5) 절단(Incisal edge)

- 순설경이 근원심보다 약간 크다.
- 첨두의 위치는 순설경의 중앙에서 순측에 위치한다.
- 만곡상징을 확인할 수 있다.

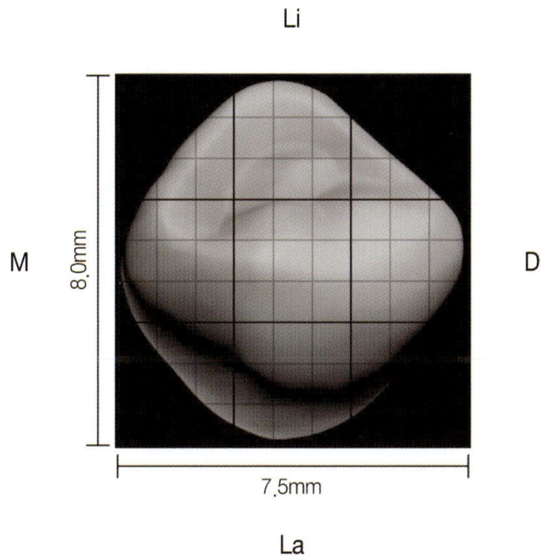

6 하악 우측 견치

부위	치관 길이	치근 길이	치관의 근원심경	치경부 근원심경	치관의 순설경	치경부 순설경	근심치경선 높이	원심치경선 높이
치수(mm)	11.0	16.0	7.0	5.5	7.5	7.0	2.5	1.0

1) 1단계 조각

① 좌우측이 바뀌지 않도록 블록에 근심면(M)과 원심면(D)을 표시해 준다.

② 치관부의 각 면을 9등분하여 연하게 표시한다.

③ 치관부 각 면에 그림과 같이 도해를 한다.

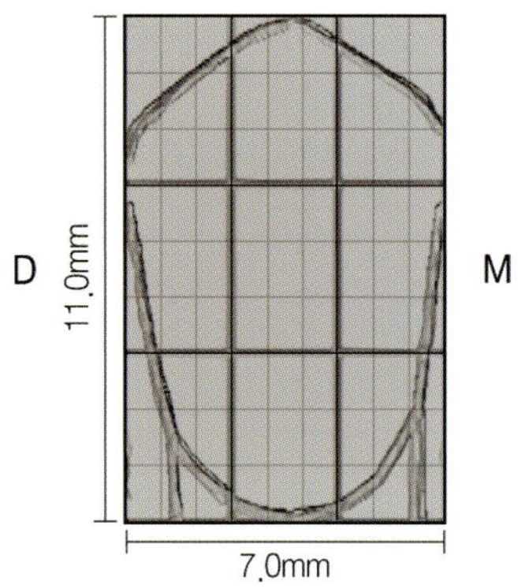

순면(Labial surface)

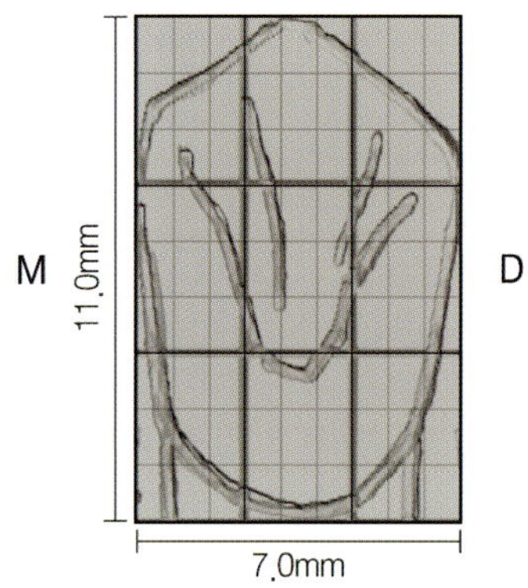

설면(Lingual surface)

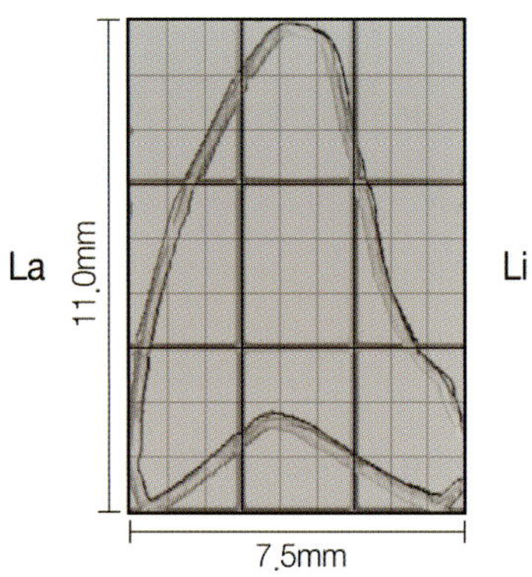

근심면(Mesial surface)

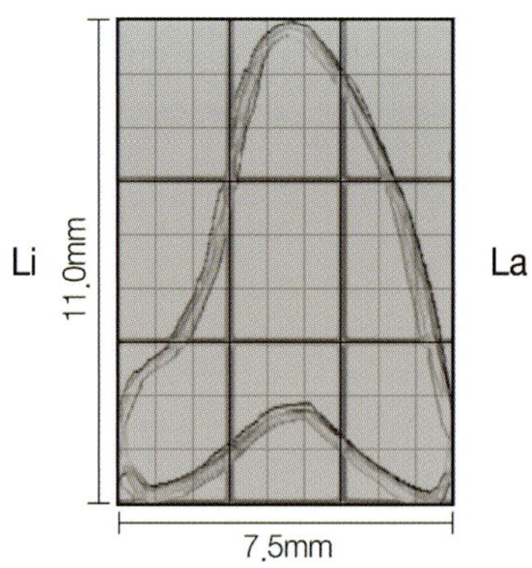

원심면(Distal surface)

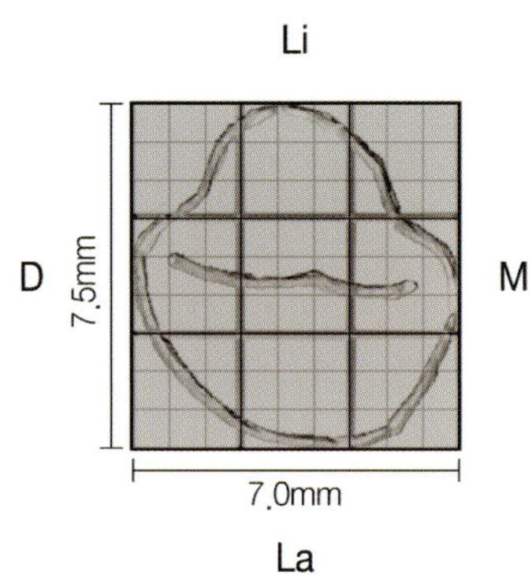

절단(Incisal edge)

2) 2단계 조각

(1) 순면(Labial surface)

- 근심측으로 치우쳐진 첨두를 중심으로 경사져 있는 근심절단연과 원심절단연의 도해선까지 삭제한다.
- 근심절단연이 원심절단연보다 짧고 완만한 경사가 되도록 조각한다.
- 근심연과 원심연의 도해선까지 삭제한다.
- 최대풍융부위(근심측 : 절단 1/3, 원심측 : 절단과 중앙 1/3 경계)를 제외하여 치경측으로 삭제한다.

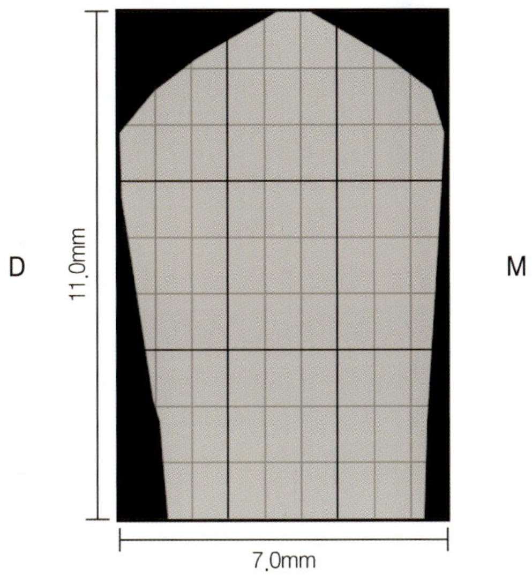

(2) 설면(Lingual surface)

- 첨두를 중심으로 절단연의 도해선까지 삭제한다.
- 근심연과 원심연의 도해선까지 삭제한다.

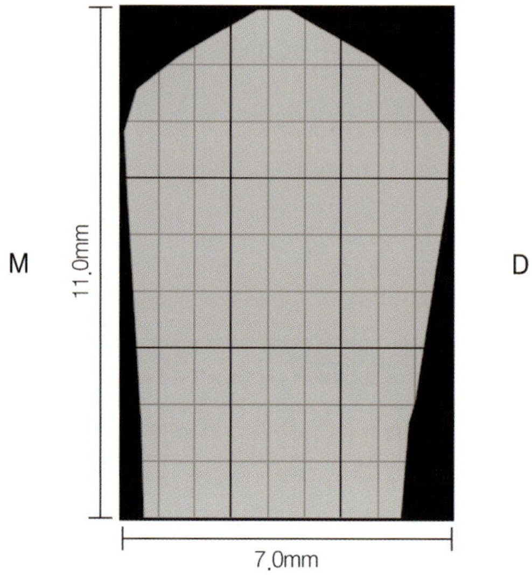

3) 3단계 조각

(1) 근심면(Mesial surface)

- 순측 외형선을 위하여 순면을 삭제하고, 순면이 약간 볼록한 면이 되도록 한다.
- 설측 외형선을 위하여 설면을 삭제하고, 설면이 약간 오목한 면이 되도록 한다.
- 첨두는 순설경의 중에서 설측에 위치한다.
- 순측연의 최대풍융부위는 치경 1/3 부위이고, 설측연의 최대풍융부위도 치경 1/3 부위이다.

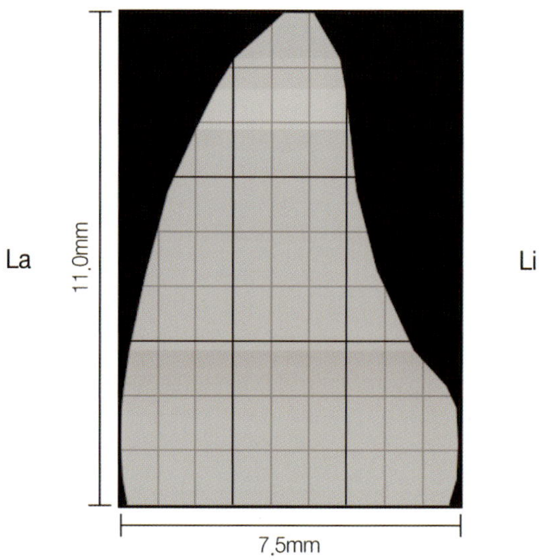

(2) 원심면(Distal surface)

- 순측 외형선을 위하여 순면을 삭제하고, 순면이 약간 볼록한 면이 되도록 한다.
- 설측 외형선을 위하여 설면을 삭제하고, 설면이 약간 오목한 면이 되도록 한다.
- 근심면에 비하여 약간 좁다.
- 첨두는 순설경 중에서 설측에 위치한다.

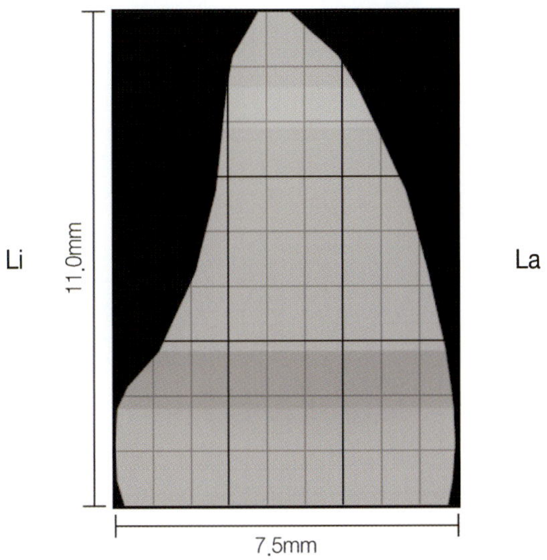

(3) 절단(Incisal edge)

- 절단면의 형태를 그림과 비교한다.

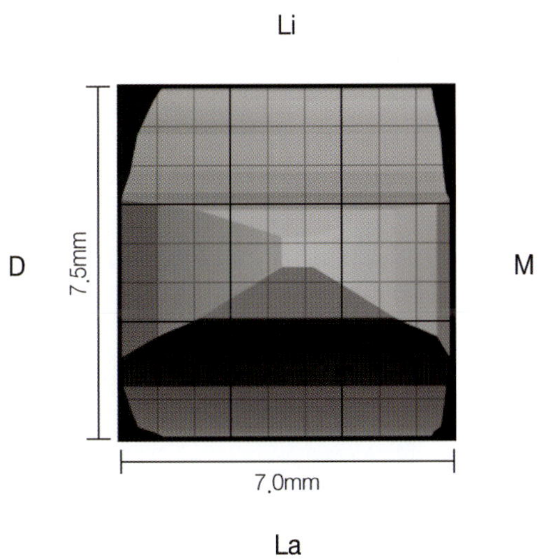

4) 4단계 조각

(1) 순면(Labial surface)

- 중앙순면융선이 나타날 수 있도록 근심측과 원심측을 그림과 같이 경사지게 깎는다.
- 첨두의 높이는 상악 견치에 비하여 낮다.

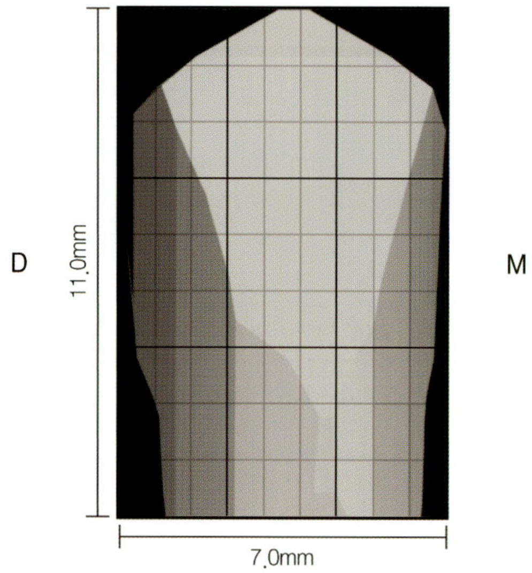

(2) 설면(Lingual surface)

- 순면과 같은 방법으로 경사지게 조각하되, 치경 1/3 부위가 순면보다 좀 더 좁아지도록 삭제한다.
- 설면결절이 원심측으로 치우칠 수 있도록 근심측을 넓게 삭제한다.

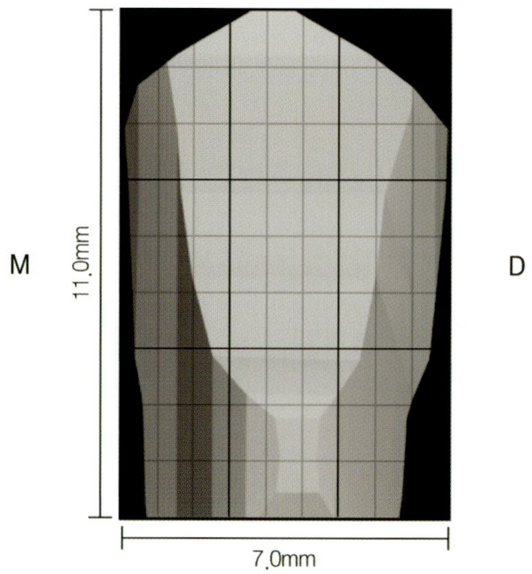

(3) 근심면(Mesial surface)

- 그림의 3등분 표기를 확인하여 순측과 설측 부위를 경사지게 삭제한다.
- 순설경이 길게 나타날 수 있도록 많이 삭제하지 않는다.

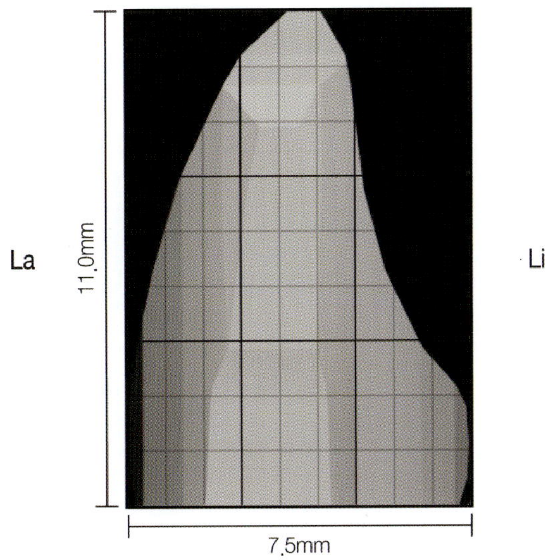

(4) 원심면(Distal surface)

- 그림의 3등분 표기를 확인하여 순측과 설측 부위를 경사지게 삭제한다.
- 순설경이 길게 나타날 수 있도록 많이 삭제하지 않는다.

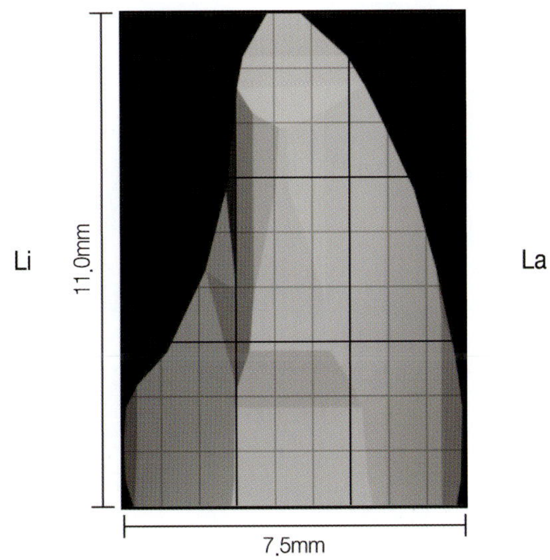

(5) 절단(Incisal edge)

- 설측은 설면결절을 향해 좁아진다.
- 설면결절이 약간 원심측으로 치우칠 수 있도록 삭제한다.
- 순측의 중앙순면융선은 약간 근심측으로 치우칠 수 있도록 삭제한다.
- 근심반부가 원심반부보다 풍융하도록 한다.

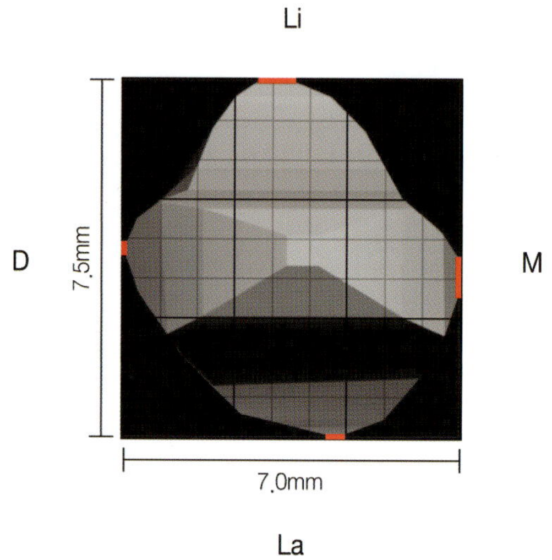

5) 5단계 조각

(1) 순면(Labial surface)

- 근심순면능각과 원심순면능각 부위를 조각도로 가볍게 돌려가면서 둥글게 다듬어 주어 중앙순면융선이 나타나도록 다듬어 준다.
- 순면융선의 발육이 약하기 때문에 가늘고 길게 보이도록 한다.

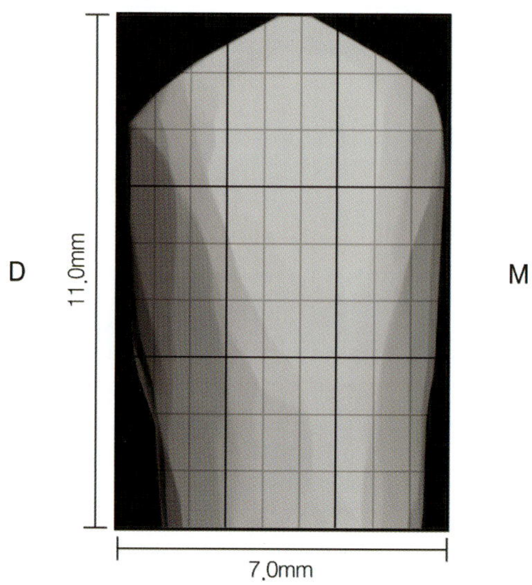

(2) 설면(Lingual surface)

- 근심변연융선과 원심변연융선이 나타나도록 설면와를 형성한다.
- 설면융선이 나타나지만 상악견치에 비하여 약하다.
- 설면융선이 첨두부터 설면결절까지 연결되도록 하고, 설면와가 근심설면와와 원심설면와로 나누어지게 한다.
- 상악견치에 비하여 치경부측으로 더 좁아지도록 조각한다.

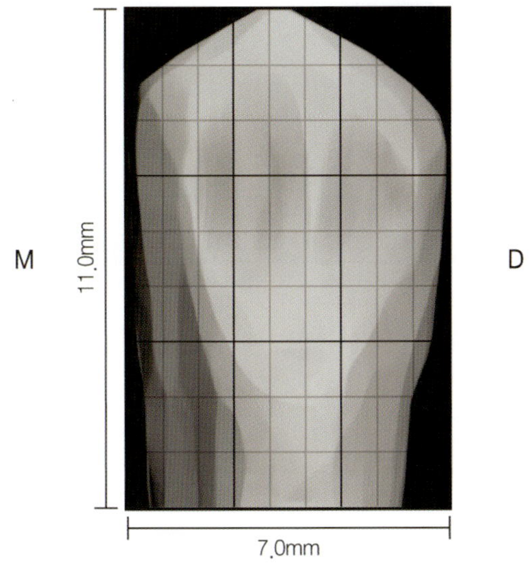

(3) 근심면(Mesial surface)

- 1단계에서 그렸던 치경연을 다시 도해하고 곡선이 되도록 다듬는다.

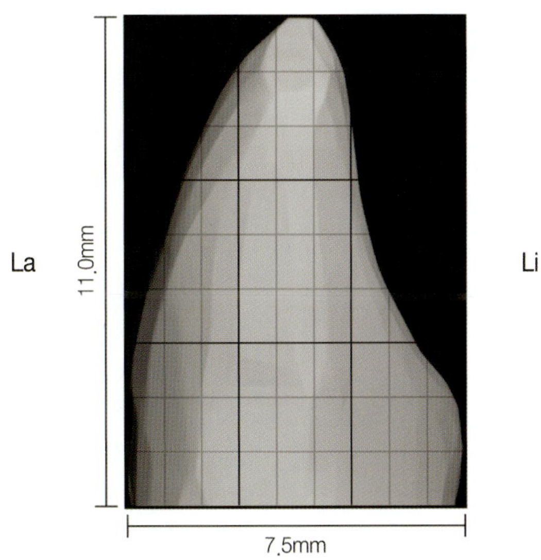

(4) 원심면(Distal surface)

- 1단계에서 그렸던 치경연을 다시 도해하고 곡선이 되도록 다듬는다.

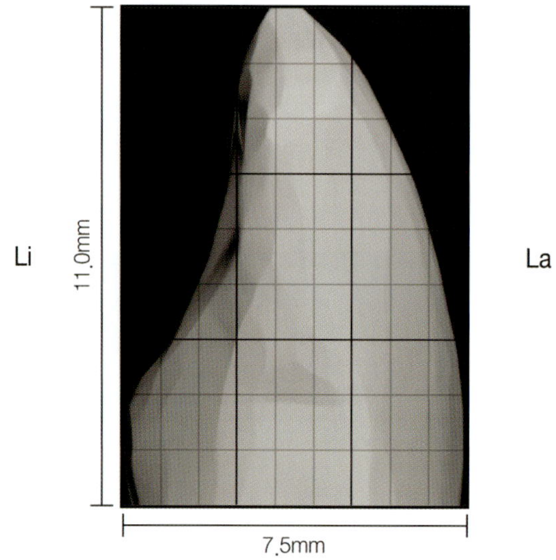

6) 6단계 조각

(1) 순면(Labial surface)

- 근심연, 원심연, 치경연, 절단연을 확인한다.
- 전체적으로 순면융선이 미약하게 나타난다.
- 근심순면융선, 중앙순면융선, 원심순면융선 중 중앙순면융선이 확실하게 나타나도록 다듬어 준다.
- 근심순면구와 원심순면구를 확인한다.

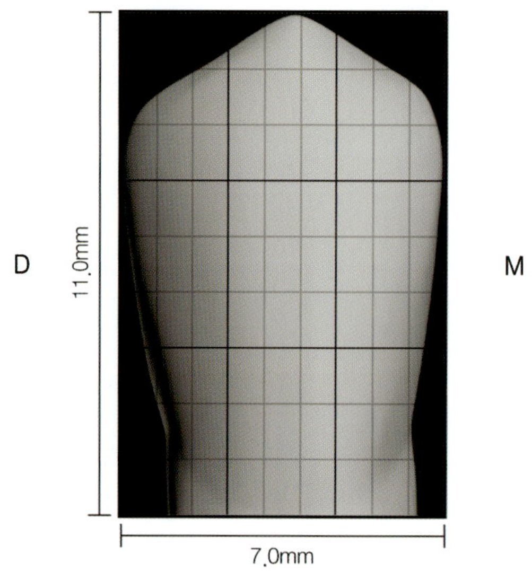

(2) 설면(Lingual surface)

- 변연융선, 설면결절, 설면융선, 근심설면와, 원심설면와가 상악견치에 비하여 약하게 표현되도록 다듬는다.

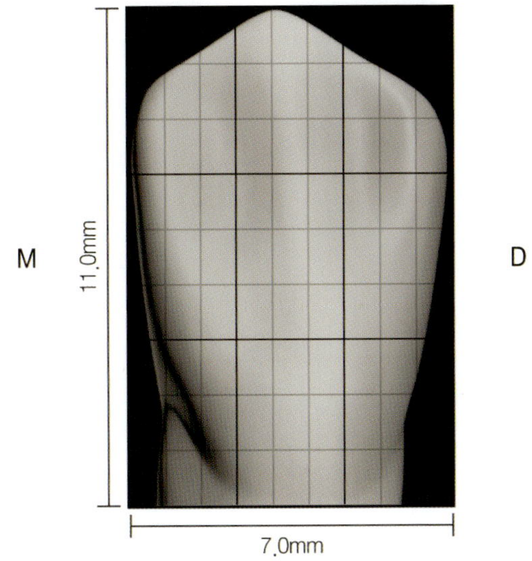

(3) 근심면(Mesial surface)

- 원심면보다 치경선의 만곡도가 크도록 다듬는다.

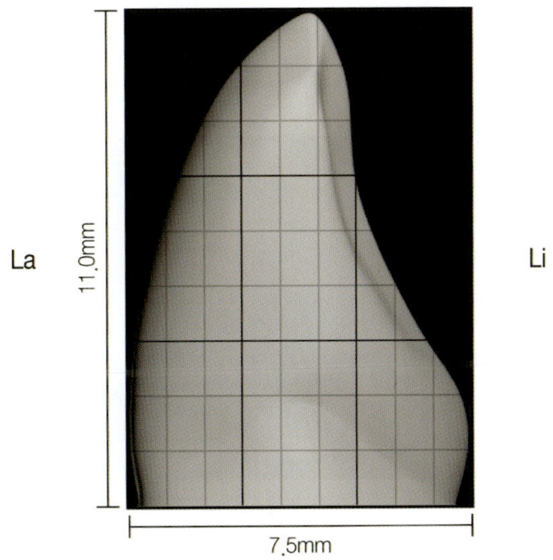

(4) 원심면(Distal surface)

- 근심면보다 치경선의 만곡도가 크도록 다듬는다.

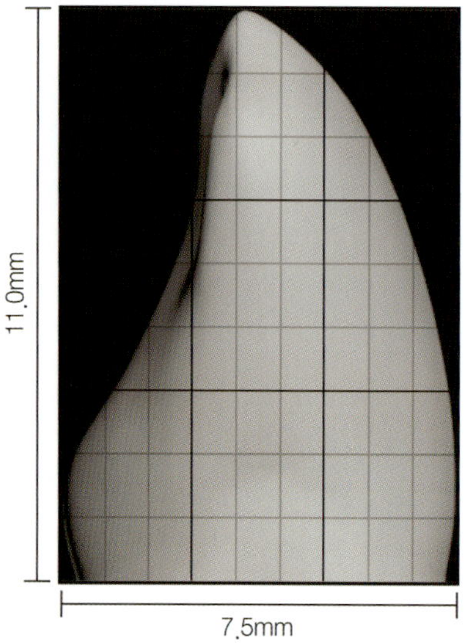

(5) 절단(Incisal edge)

- 순설경이 근원심보다 약간 크다.
- 첨두의 위치는 순설경의 중앙에서 설측에 위치한다.
- 만곡상징을 확인할 수 있다.
- 첨두를 기준으로 원심절단연이 근심절단연보다 약간 설측으로 경사지도록 한다.

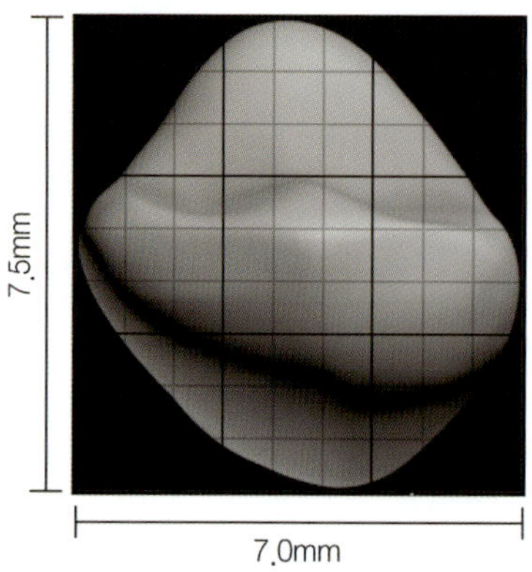

7 상악 우측 제1소구치

부위	치관 길이	치근 길이	치관의 근원심경	치경부 근원심경	치관의 순설경	치경부 순설경	근심치경선 높이	원심치경선 높이
치수(mm)	8.5	14.0	7.0	5.0	9.0	8.0	1.0	0.0

1) 1단계 조각

① 좌우측이 바뀌지 않도록 블록에 근심면(M)과 원심면(D)을 표시해 준다.

② 치관부의 각 면을 9등분하여 연하게 표시한다.

③ 치관부 각 면에 그림과 같이 도해를 한다.

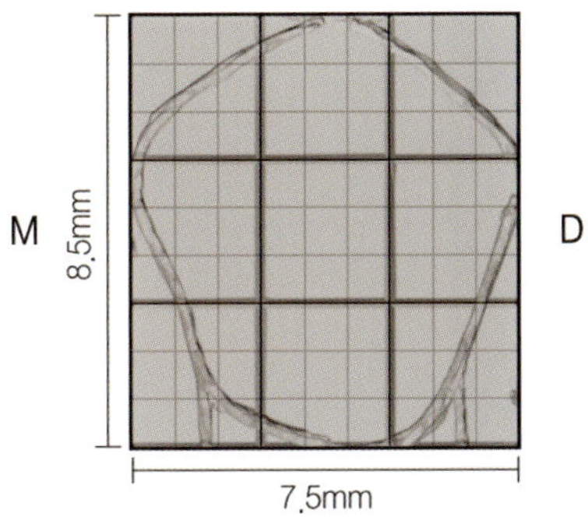

협면(Buccal surface)

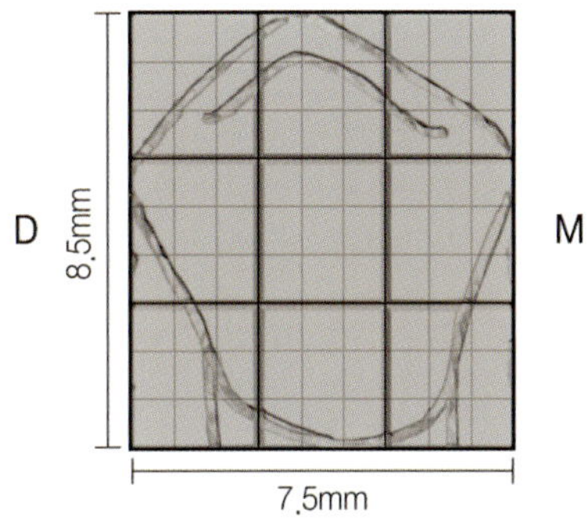

설면(Lingual surface)

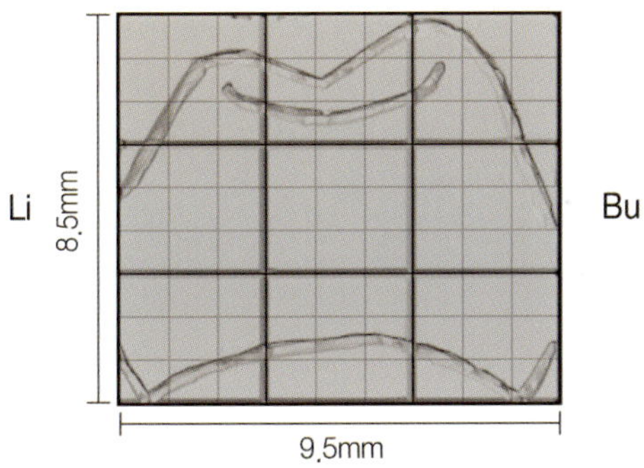

근심면(Mesial surface)

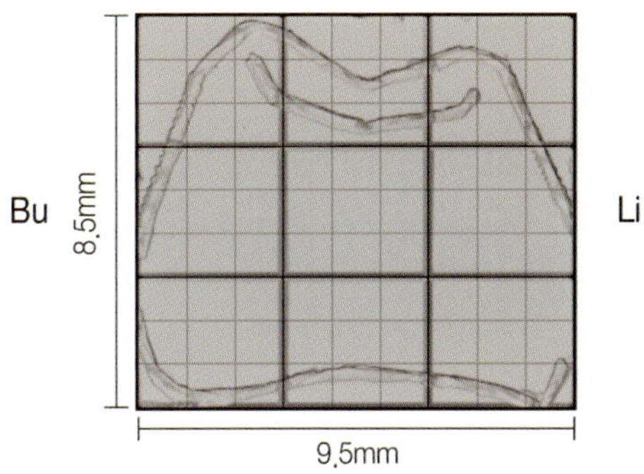

원심면(Distal surface)

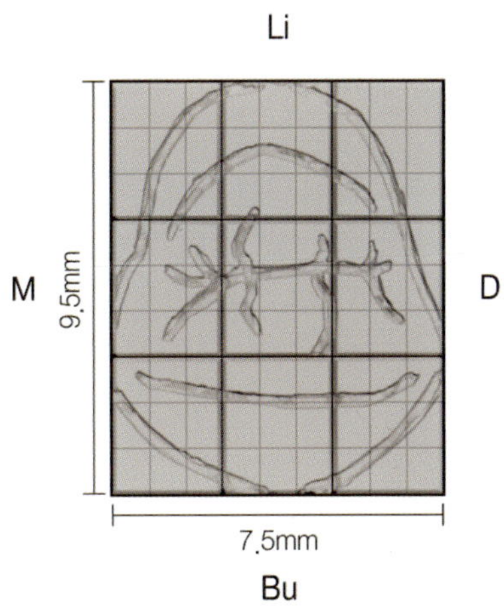

교합면(Occlusal surface)

2) 2단계 조각

(1) 협면(Buccal surface)

- 협측교두의 근심교합연이 원심교합연보다 길도록 협측교두정을 약간 원심측에 위치한다.
- 원심교합면 우각이 근심교합면 우각보다 예각을 이루어 우각상징이 반대로 나타나도록 한다.
- 최대풍융부위(근심측 : 교합 1/3과 중앙 1/3의 경계, 원심측 : 교합 1/3 부위)를 제외하여 삭제한다.

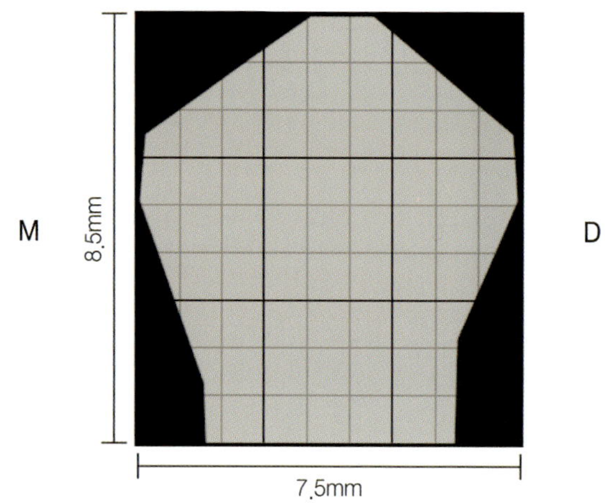

(2) 설면(Lingual surface)

- 설측교두의 원심교합연이 근심교합연보다 길도록 설측교두정을 약간 근심측에 위치한다.

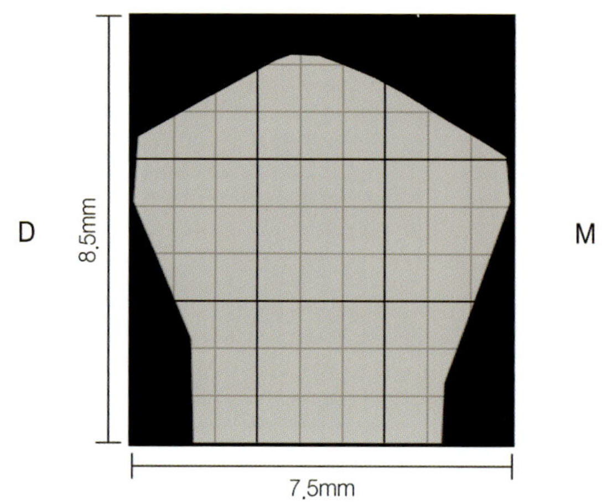

3) 3단계 조각

(1) 근심면(Mesial surface)

- 협측반부와 설측반부는 3 : 2의 비율이 되도록 삭제한다.
- 협측교두의 길이는 8.5mm, 설측교두의 길이는 7.5mm가 되도록 한다.
- 협측 외형선의 최대풍융부는 치경 1/3 부위고, 설측 외형선의 최대풍융부는 중앙 1/3 부위이다.

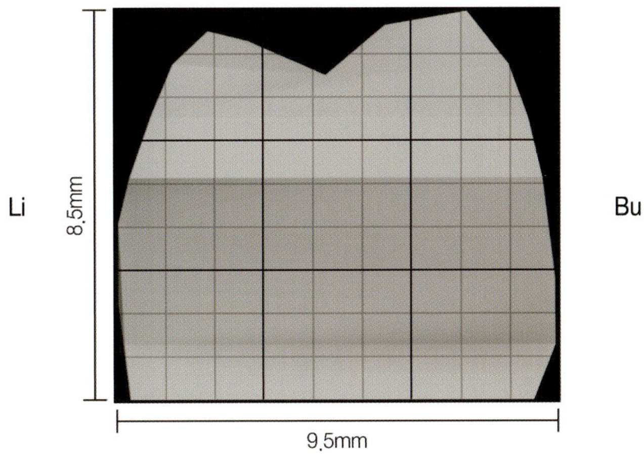

(2) 원심면(Distal surface)

- 근심면의 외형과 유사하다.

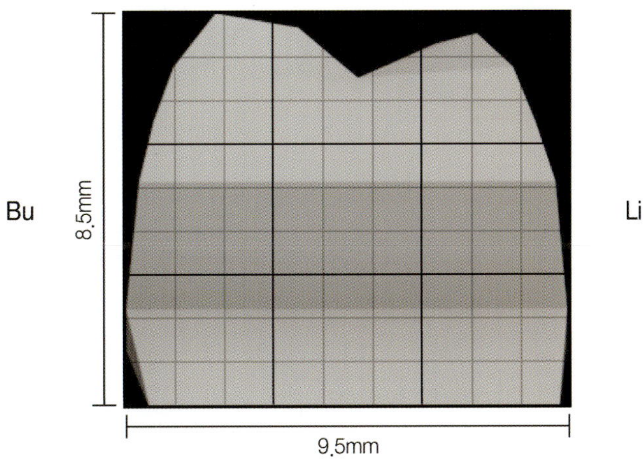

(3) 교합면(Occlusal surface)

- 협측반부와 설측반부는 3 : 2의 비율이 되도록 한다.

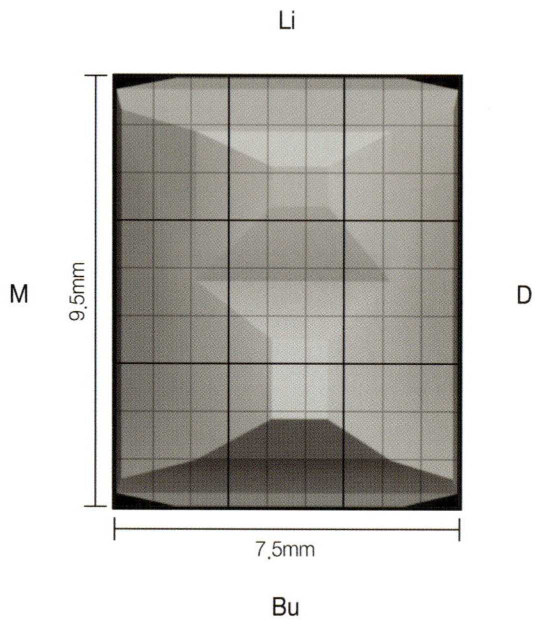

4) 4단계 조각

(1) 협면(Buccal surface)

- 중앙협면융선이 나타날 수 있도록 근심측과 원심측을 그림과 같이 경사지게 깎는다.
- 치경 1/3 부위는 거의 삭제하지 않는다.

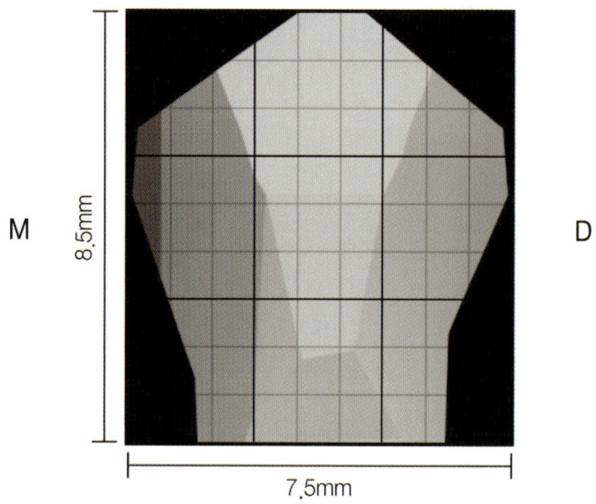

(2) 설면(Lingual surface)

- 근심측과 원심측을 그림과 같이 경사지게 깎는다.
- 중앙 1/3 부위는 거의 삭제하지 않는다.

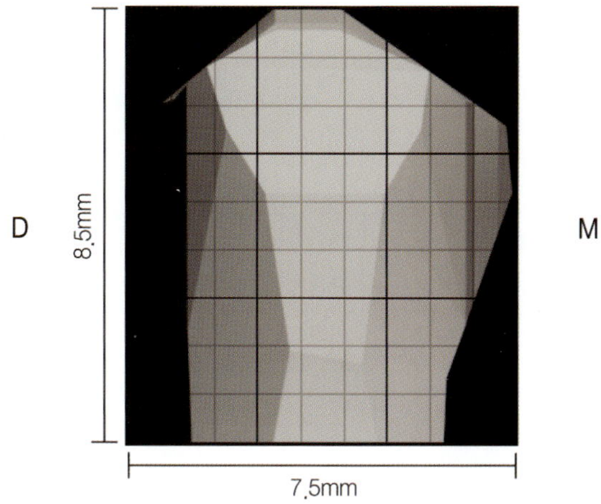

(3) 근심면(Mesial surface)

- 근심변연융선이 될 선을 경사면 위에 표시하고, 근심면을 설측으로 조금씩 좁아지도록 삭제해 준다.
- 이때 협측반부에 위치한 근심 접촉 부위는 삭제되지 않도록 주의한다.
- 중심구가 근심변연융선을 넘어 근심면까지 연장되어 있는 근심변연구를 표기한다.

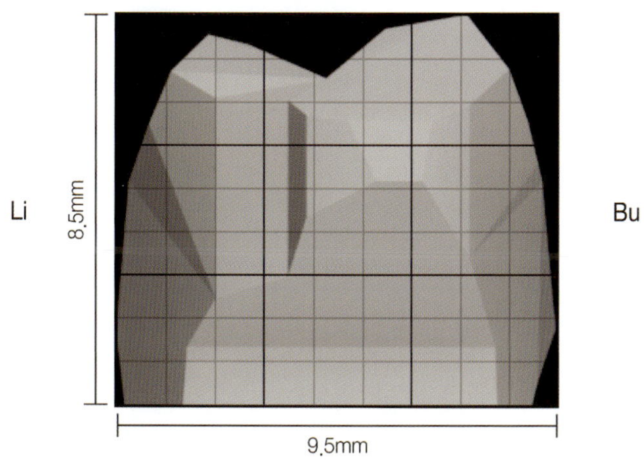

(4) 원심면(Distal surface)

- 원심변연융선이 될 선을 경사면 위에 표시하고, 원심면을 설측으로 조금씩 좁아지도록 삭제해 준다.
- 이때 협측반부에 위치한 원심 접촉 부위는 삭제되지 않도록 주의한다.

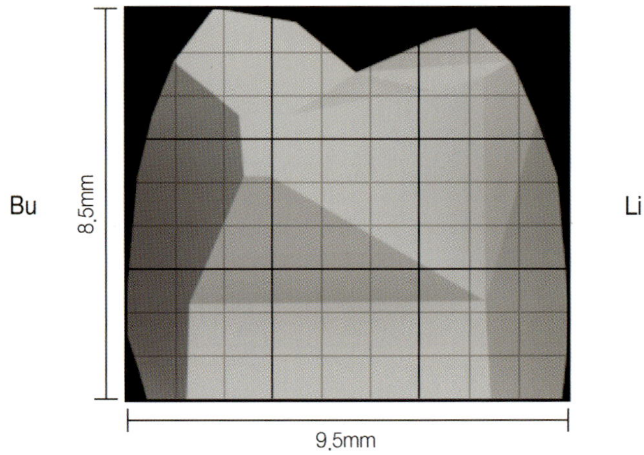

(5) 교합면(Occlusal surface)

- 협면, 근심면, 설면, 원심면을 다듬어줌으로써 교합면의 외형을 형성한다.
- 협측교두정은 원심측으로 치우치고, 설측교두정은 근심측으로 치우치도록 한다.
- 만곡상징이 반대로 나타날 수 있도록 원심부를 풍융하게 다듬는다.

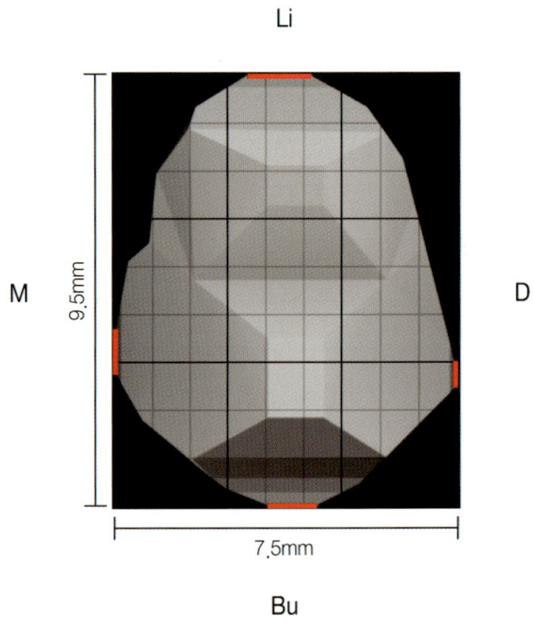

5) 5단계 조각

(1) 협면(Buccal surface)

- 근심협면능각과 원심협면능각 부위를 조각도로 가볍게 돌려가면서 둥글게 다듬어 준다.
- 협면융선을 중심으로 근심측과 원심측을 둥글게 조각한다.

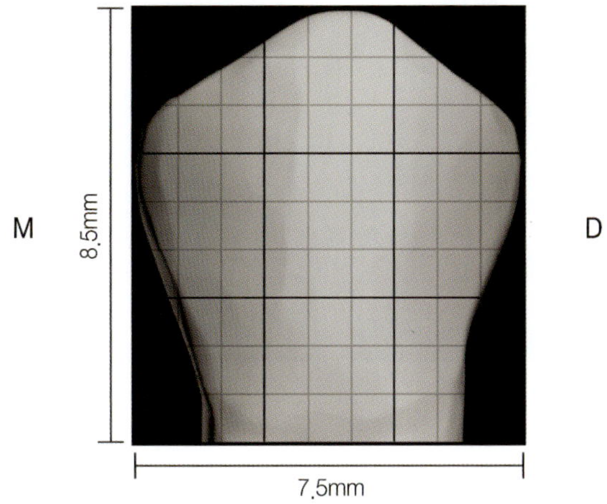

(2) 설면(Lingual surface)

- 1개의 둥근 타원형의 엽이 근심으로 약간 기운 듯한 형태가 되도록 한다.
- 그림에서 근심측과 원심측의 어두운색이 나타나는 곳을 삭제해 준다.

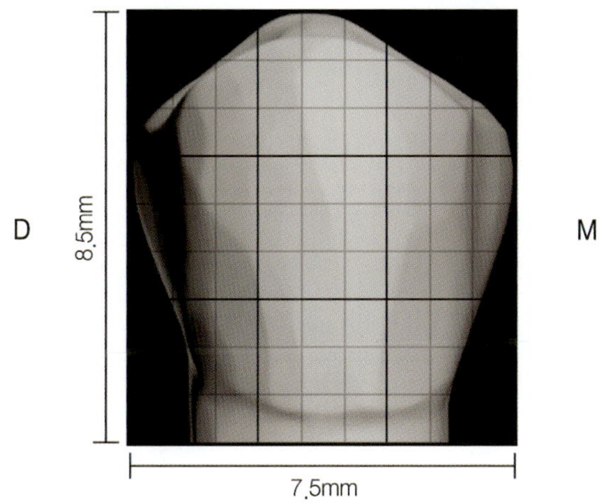

(3) 근심면(Mesial surface)

- 1단계에서 그렸던 치경연을 다시 도해하고 곡선이 되도록 다듬는다.
- 접촉부위 하방으로 근심발육함몰이 나타나도록 삭제한다.

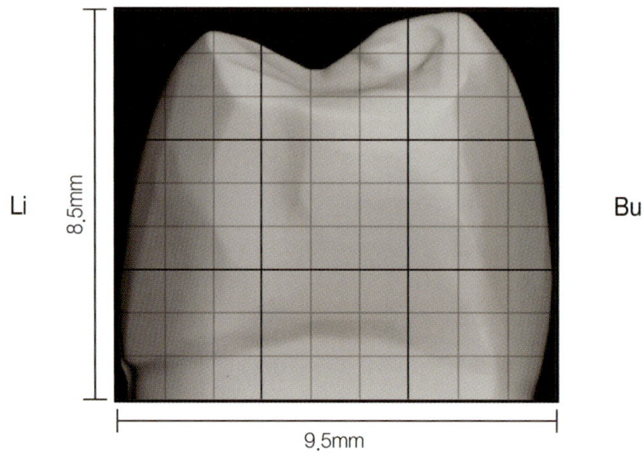

(4) 원심면(Distal surface)

- 1단계에서 그렸던 치경연을 다시 도해하고 곡선이 되도록 다듬는다.
- 원심변연융선이 근심보다 낮아서 교합면이 더 잘 보인다.

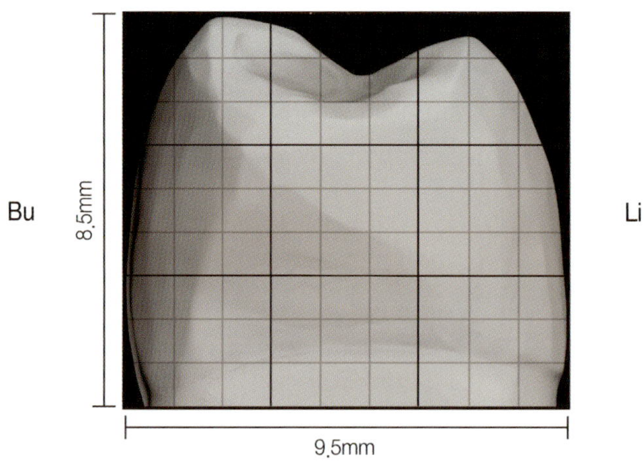

(5) 교합면(Occlusal surface)

- 근심소와에서 원심소와까지 중심구를 그린다.
- 협측교두정에서 중심구까지 삼각융선을 표시한다.
- 근심소와와 원심소와에서 각 4개의 삼각구를 표시해 준다.
- 근심변연융선에서 근심소와까지, 원심변연융선에서 원심소와까지 조각도 끝을 이용하여 경사지게 삭제하여 근심와와 원심와가 형성되도록 한다.

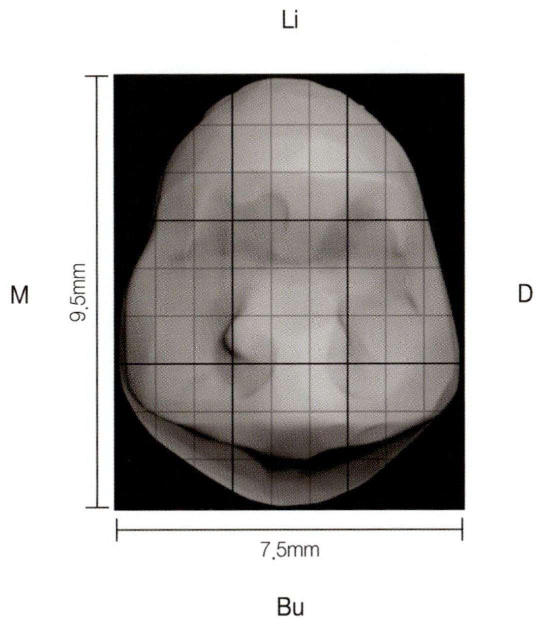

6) 6단계 조각

(1) 협면(Buccal surface)

- 근심연, 원심연, 치경연, 근심협측연, 원심협측연을 확인한다.
- 근심협면융선, 중앙협면융선, 원심협면융선을 확인한다.
- 근심협면구, 원심협면구를 확인한다.
- 협측교두정의 위치가 원심쪽으로 치우치도록 한다.

M

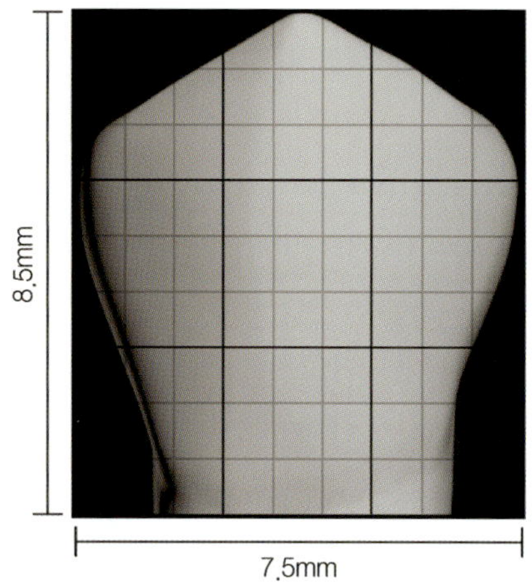

D

(2) 설면(Lingual surface)

- 근심연, 원심연, 치경연, 근심설측연, 원심설측연을 확인한다.
- 설측교두정의 위치가 근심쪽으로 치우치도록 한다.

D

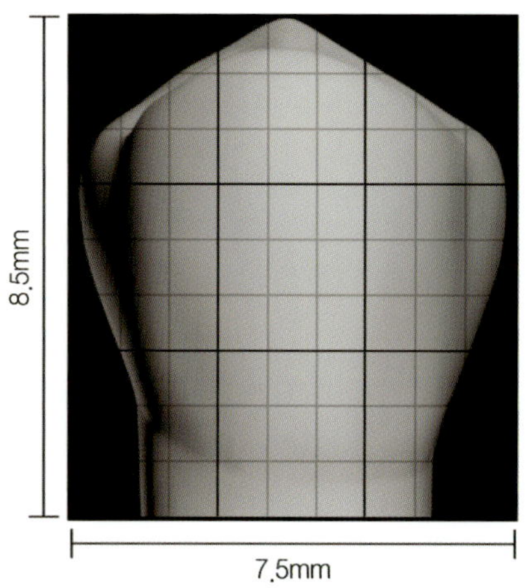

M

(3) 근심면(Mesial surface)

- 협측연, 설측연, 교합연, 치경연을 확인한다.
- 근심변연구와 개재결절을 확인한다.
- 원심면보다 치경선의 만곡도가 크도록 한다.

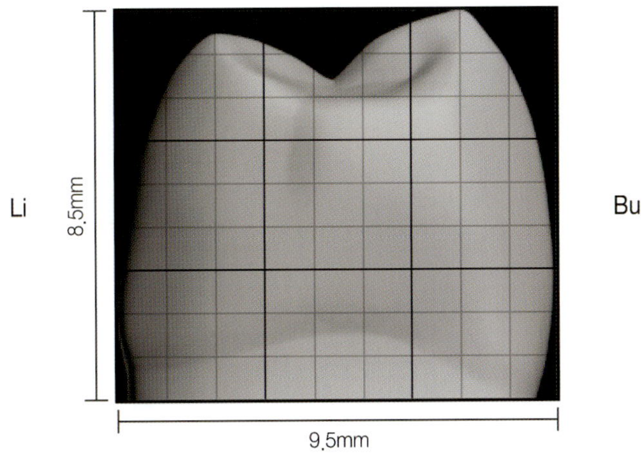

(4) 원심면(Distal surface)

- 협측연, 설측연, 교합연, 치경연을 확인한다.
- 근심면보다 치경선의 만곡도가 크도록 한다.

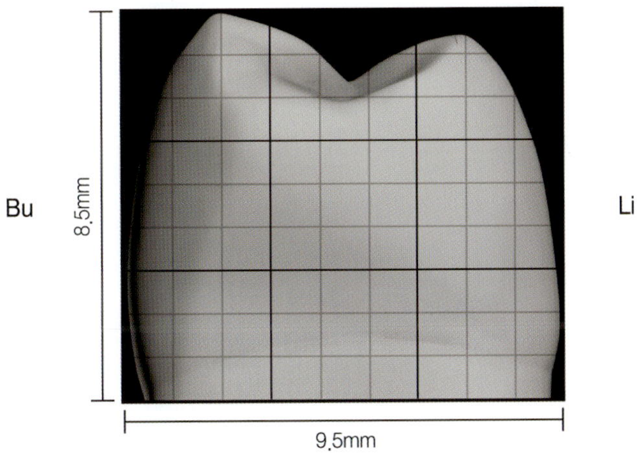

(5) 교합면(Occlusal surface)

- 근심변연융선과 원심변연융선을 확인한다.
- 협측삼각융선과 설측삼각융선을 확인한다.
- 근심와, 원심와, 근심소와, 원심소와를 확인한다.
- 1개의 발육구와 4개의 삼각구를 확인한다.
- 자연스럽게 부구를 완성한다.

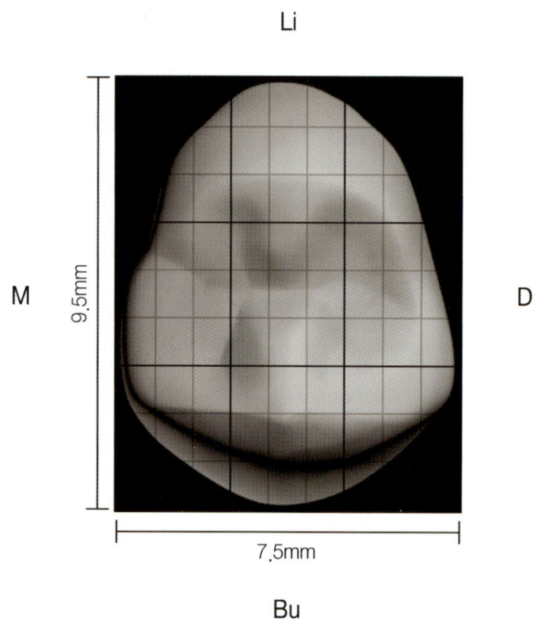

8 하악 우측 제1소구치

부위	치관 길이	치근 길이	치관의 근원심경	치경부 근원심경	치관의 순설경	치경부 순설경	근심치경선 높이	원심치경선 높이
치수(mm)	8.5	14.0	7.0	5.0	7.5	6.5	1.0	0.0

1) 1단계 조각

① 좌우측이 바뀌지 않도록 블록에 근심면(M)과 원심면(D)을 표시해 준다.

② 치관부의 각 면을 9등분하여 연하게 표시한다.

③ 치관부 각 면에 그림과 같이 도해를 한다.

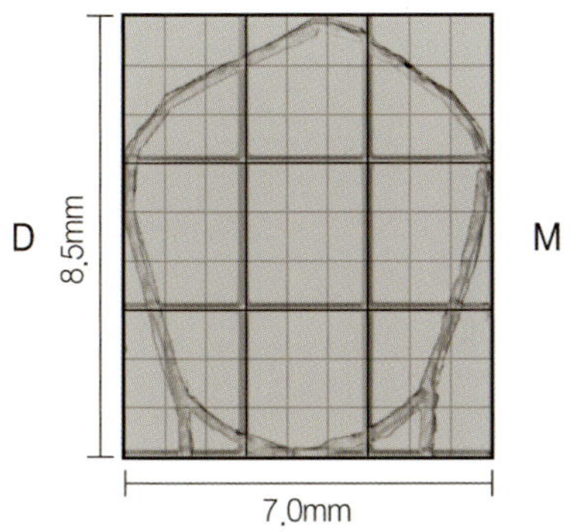

협면(Buccal surface)

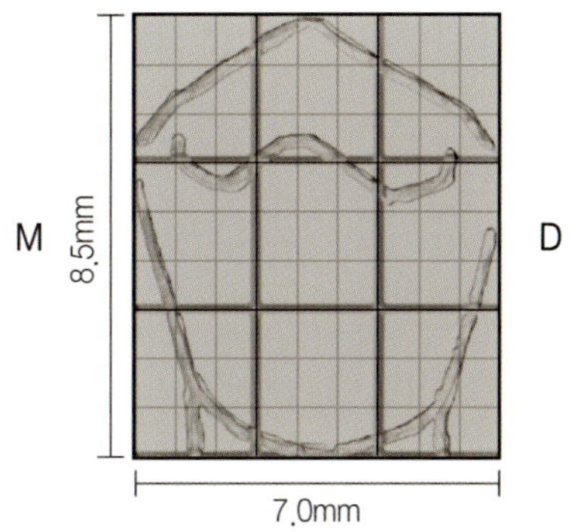

설면(Lingual surface)

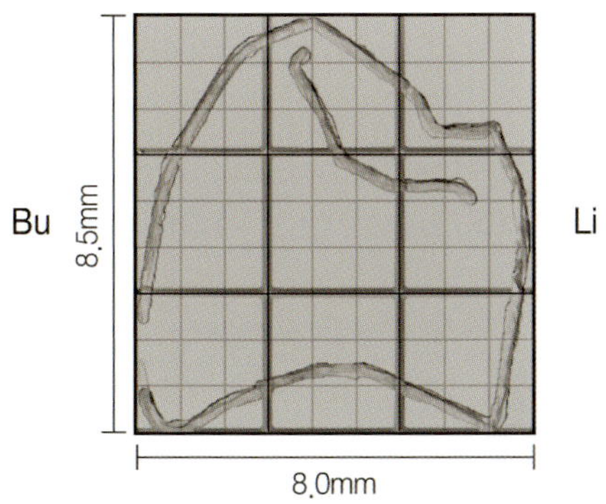

근심면(Mesial surface)

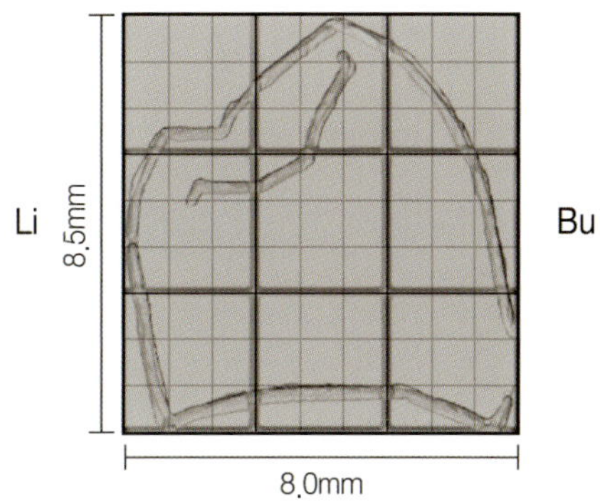

원심면(Distal surface)

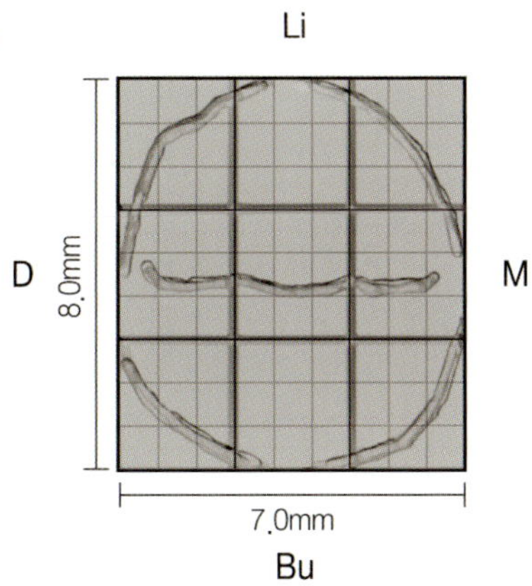

교합면(Occlusal surface)

2) 2단계 조각

(1) 협면(Buccal surface)

- 협측교두의 원심교합연이 근심교합연보다 길도록 협측교두정을 약간 근심측에 위치하고 뾰족하게 형성한다.
- 근심교합연 우각이 원심교합연 우각보다 예각을 이루어 우각상징이 나타나도록 한다.
- 최대풍융부위(근심측 : 교합 1/3, 원심측 : 교합 1/3과 중앙 1/3의 경계)를 제외하여 삭제한다.

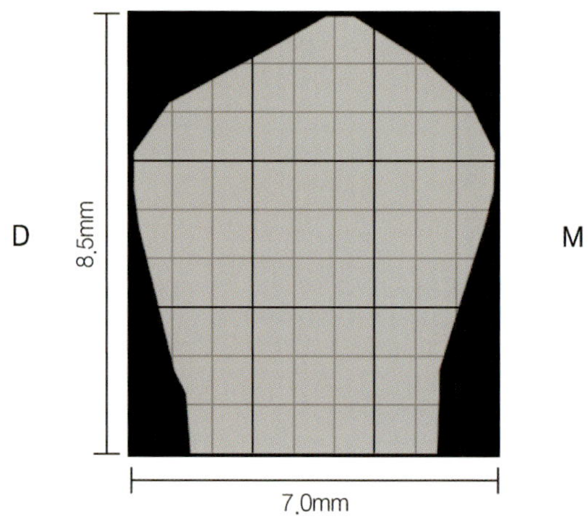

(2) 설면(Lingual surface)

- 설측교두의 원심교합연이 근심교합연보다 길도록 설측교정을 약간 근심측에 위치한다.

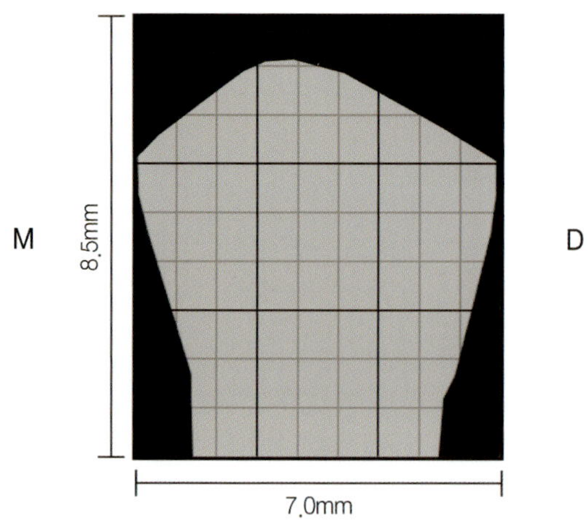

3) 3단계 조각

(1) 근심면(Mesial surface)

- 협측반부와 설측반부는 3 : 1의 비율이 되도록 삭제한다.
- 협측교두의 길이는 8.5mm, 설측교두의 길이는 5.7mm가 되도록 한다.
- 협측 외형선의 최대풍융부위는 치경 1/3 부위이고, 설측 외형선의 최대풍융부위는 중앙 1/3 부위이다.

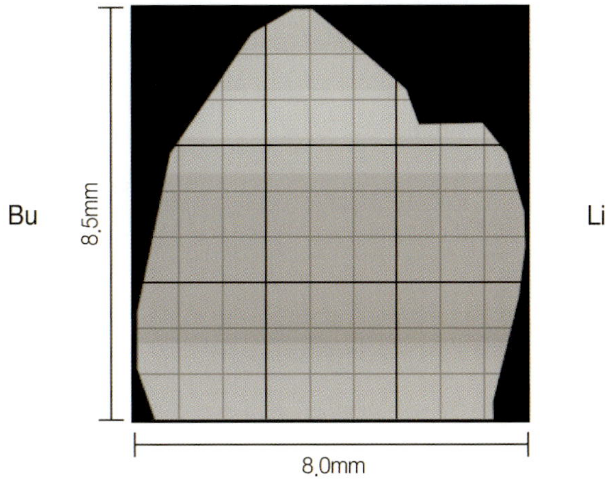

(2) 원심면(Distal surface)

- 근심면의 외형과 유사하나, 원심변연융선이 근심변연융선보다 높다.

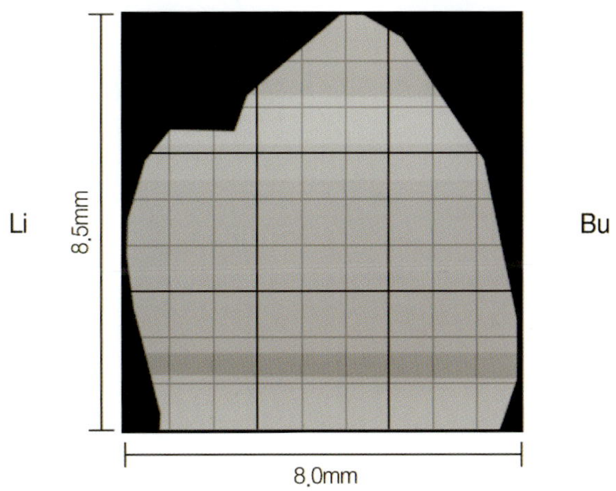

(3) 교합면(Occlusal surface)

- 협측반부와 설측반부는 3 : 1의 비율이 되도록 한다.

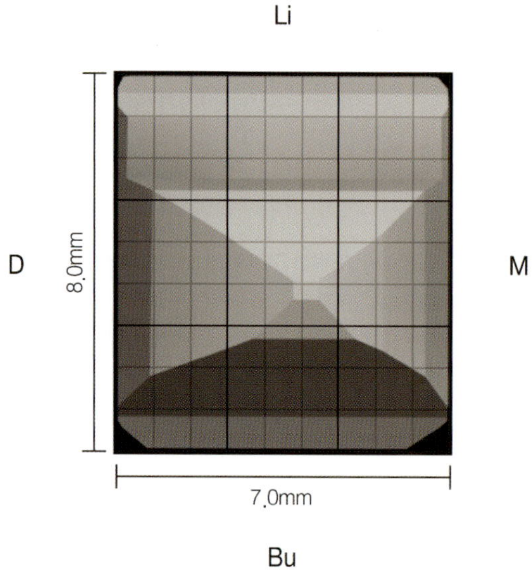

4) 4단계 조각

(1) 협면(Buccal surface)

- 중앙협면융선이 나타날 수 있도록 근심측과 원심측을 그림과 같이 경사지게 깎는다.
- 치경 1/3 부위는 거의 삭제하지 않는다.

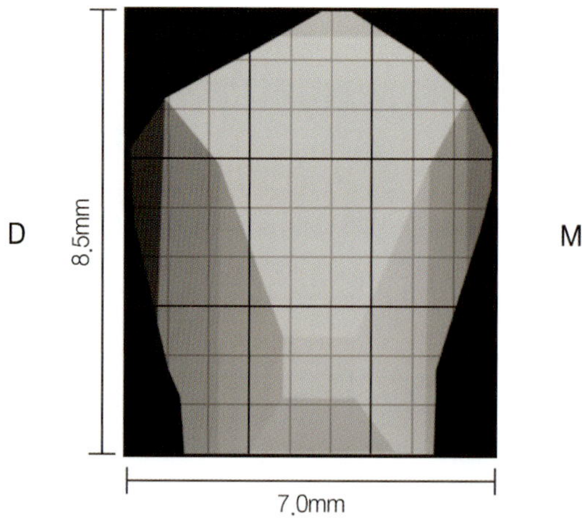

(2) 설면(Lingual surface)

- 근심측과 원심측을 그림과 같이 경사지게 깎는다.
- 중앙 1/3 부위는 거의 삭제하지 않는다.

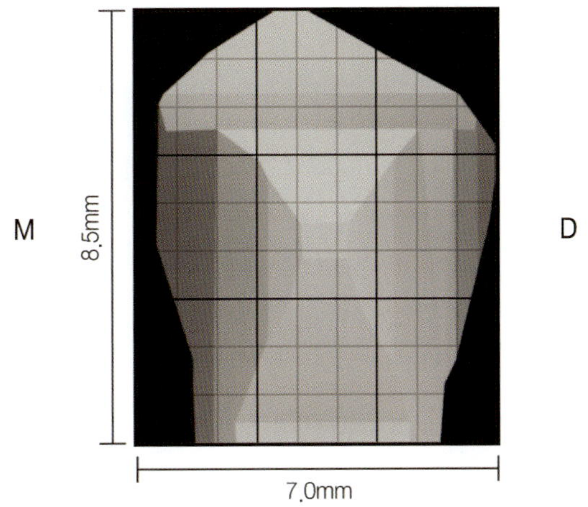

(3) 근심면(Mesial surface)

- 하악 제1소구치는 소구치 중에서 설측교두의 발육이 가장 약하기 때문에 견치의 설면결절보다 조금 더 큰 편으로 표현한다.
- 근심과 원심의 변연융선이 될 선을 경사면 위에 표시하고, 근심면을 설측으로 조금씩 좁아지도록 삭제해 준다.
- 이때 협측반부에 위치한 근심 접촉부위는 삭제되지 않도록 주의한다.

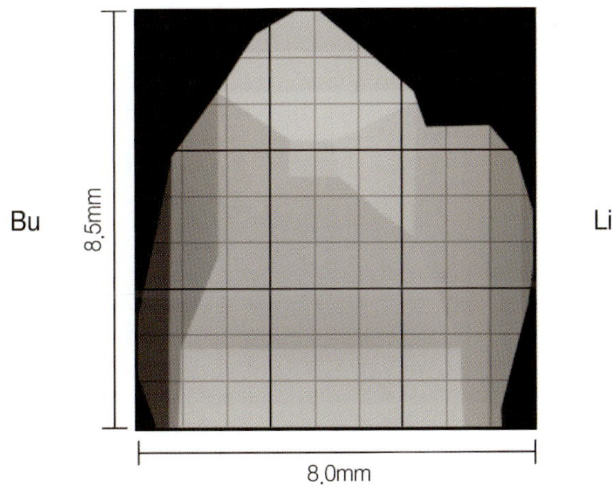

(4) 원심면(Distal surface)

- 근심과 원심의 변연융선이 될 선을 경사면 위에 표시하고, 원심면을 설측으로 조금씩 좁아지도록 삭제해 준다.
- 이때 협측반부에 위치한 원심 접촉부위는 삭제되지 않도록 주의한다.

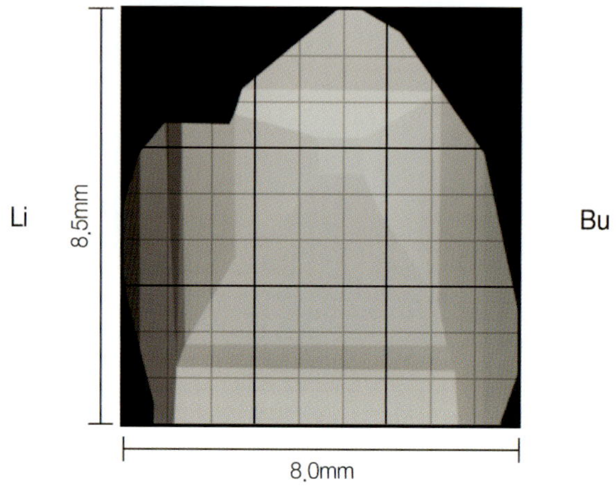

(5) 교합면(Occlusal surface)

- 협면, 근심면, 설면, 원심면을 다듬어줌으로써 교합면의 외형을 형성한다.
- 협측교두정과 설측교두정이 근심측으로 치우치도록 한다.
- 협설면의 최대풍융부위와 근원심면의 접촉 부위가 깎이지 않도록 한다.

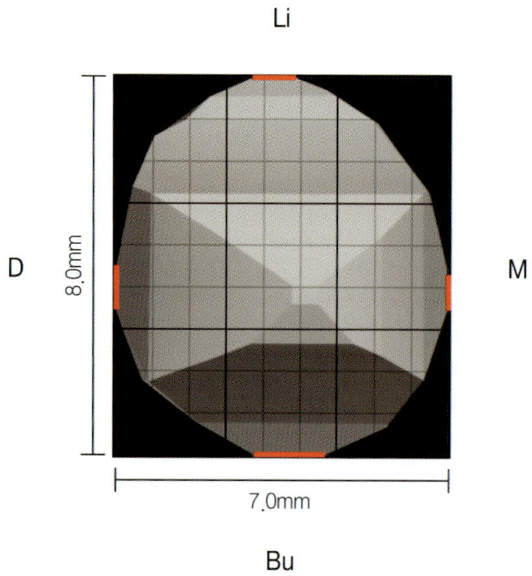

5) 5단계 조각

(1) 협면(Buccal surface)

- 근심협면능각과 원심협면능각 부위를 조각도로 가볍게 돌려가면서 둥글게 다듬어준다.
- 협면융선을 중심으로 근심측과 원심측을 둥글게 조각한다.

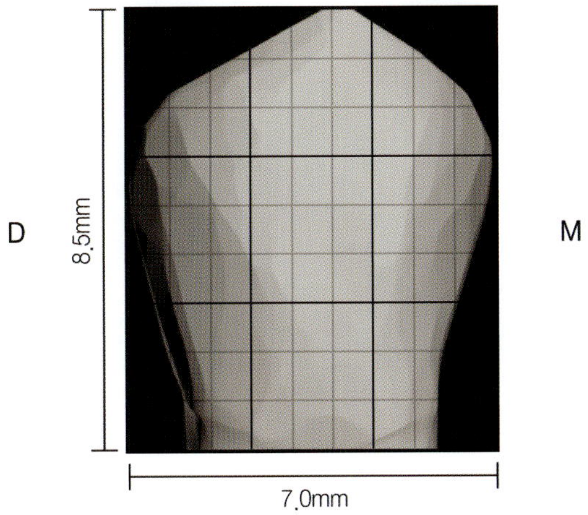

(2) 설면(Lingual surface)

- 1개의 둥근 타원형의 엽이 근심으로 약간 기운 듯한 형태가 되도록 한다.
- 그림에서 근심측과 원심측의 어두운색이 나타나는 곳을 삭제해 준다.

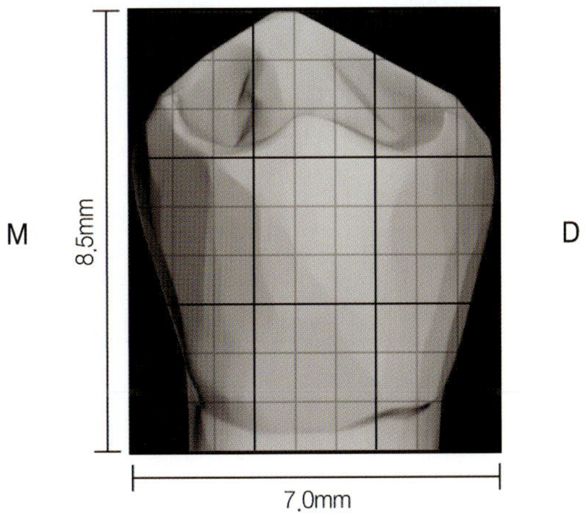

(3) 근심면(Mesial surface)

- 외형이 평행사변형이며 설측경사가 심하게 나타나도록 한다.
- 1단계에서 그렸던 치경연을 다시 도해하고 곡선이 되도록 다듬는다.

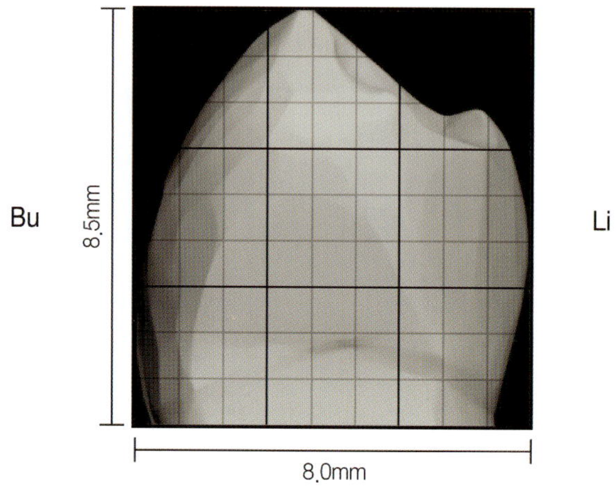

(4) 원심면(Distal surface)

- 1단계에서 그렸던 치경연을 다시 도해하고 곡선이 되도록 다듬는다.
- 원심변연융선이 근심보다 높게 형성하도록 한다.

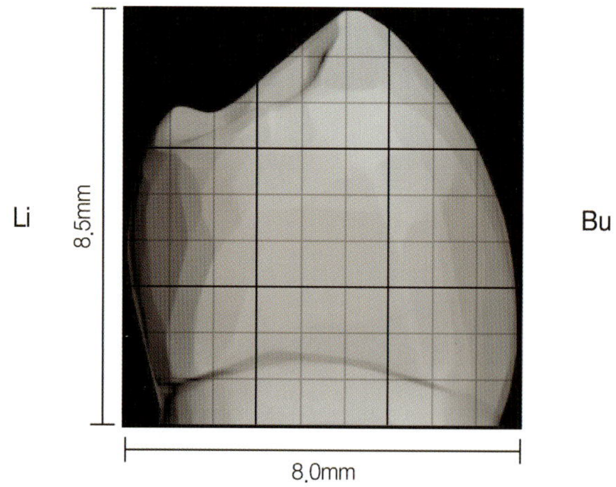

(5) 교합면(Occlusal surface)

- 근심소와에서 원심소와까지 중심구를 그린다.
- 협측교두정에서 중심구까지 삼각융선을 두텁게 나타낸다.
- 협측교두의 근심경사면과 원심경사면, 설측교두의 근심경사면과 원심경사면을 조각도의 끝부분을 이용하여 경사지게 삭제한다.
- 근심소와와 원심소와에서 각 4개의 삼각구를 표시해준다.

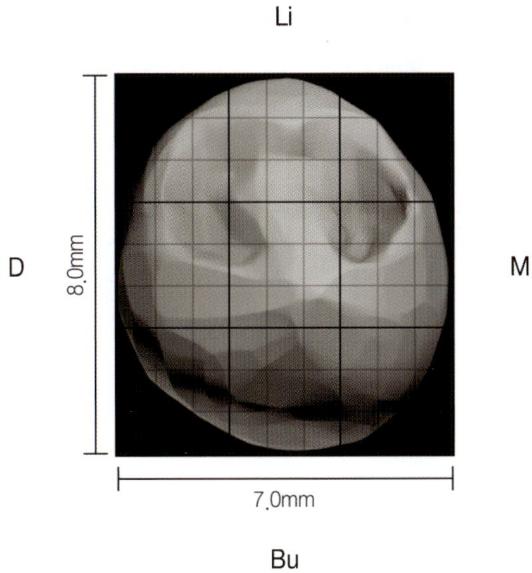

6) 6단계 조각

(1) 협면(Buccal surface)

- 근심연, 원심연, 치경연, 근심협측연, 원심협측연을 확인한다.
- 근심협면융선, 중앙협면융선, 원심협면융선을 확인한다.
- 근심협면구, 원심협면구를 확인한다.
- 협측교두정의 위치가 근심쪽으로 치우치도록 한다.

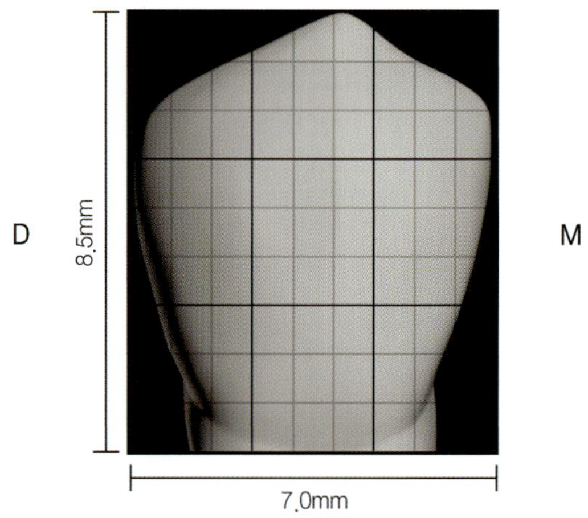

(2) 설면(Lingual surface)

- 근심연, 원심연, 치경연, 근심설측연, 원심설측연을 확인한다.
- 설측교두정의 위치가 근심쪽으로 치우치도록 한다.
- 설측교두의 높이가 낮아서 협측삼각융선이 보이도록 한다.

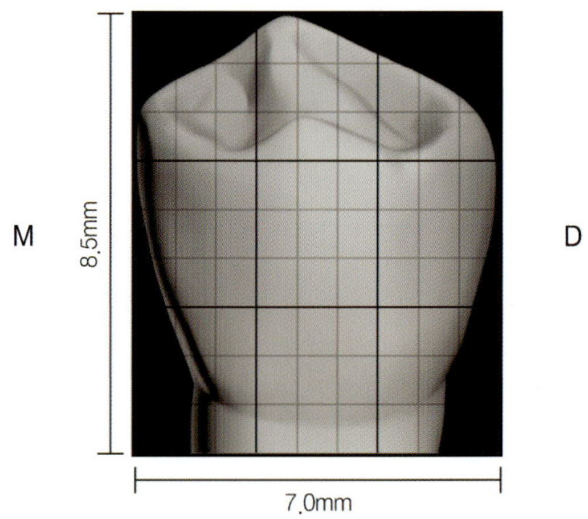

(3) 근심면(Mesial surface)

- 협측연, 설측연, 교합연, 치경연을 확인한다.
- 근심연의 설측경사를 확인한다.
- 근심협측엽과 설측엽 사이의 근심설측구가 나타나도록 한다.
- 원심면보다 치경선의 만곡도가 크도록 한다.

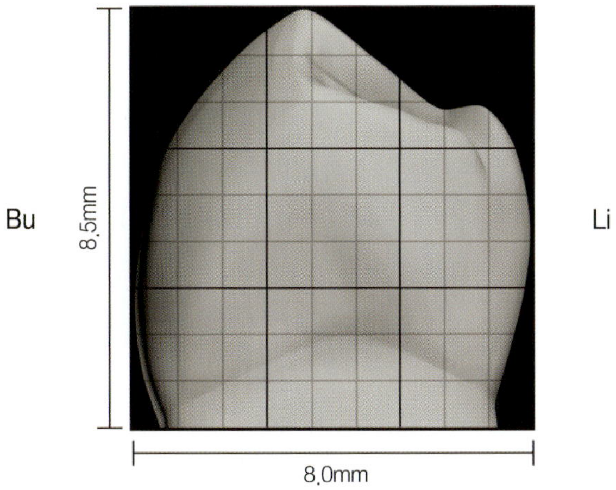

(4) 원심면(Distal surface)

- 협측연, 설측연, 교합연, 치경연을 확인한다.
- 근심면보다 치경선 만곡도를 작게 한다.

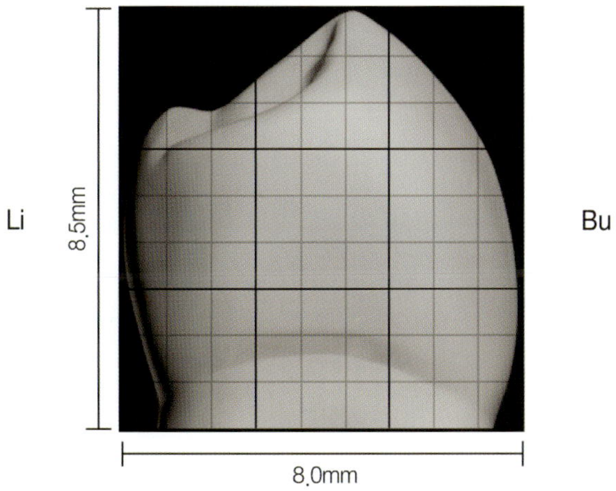

(5) 교합면(Occlusal surface)

- 협측교두의 설측경사로 인하여 협면이 많이 보인다.
- 근심변연융선과 원심변연융선을 확인한다.
- 협측삼각융선과 설측삼각융선을 확인한다.
- 근심와, 원심와, 근심소와, 원심소와를 확인한다.
- 1개의 발육구와 4개의 삼각구를 확인한다.
- 자연스럽게 부구를 완성한다.

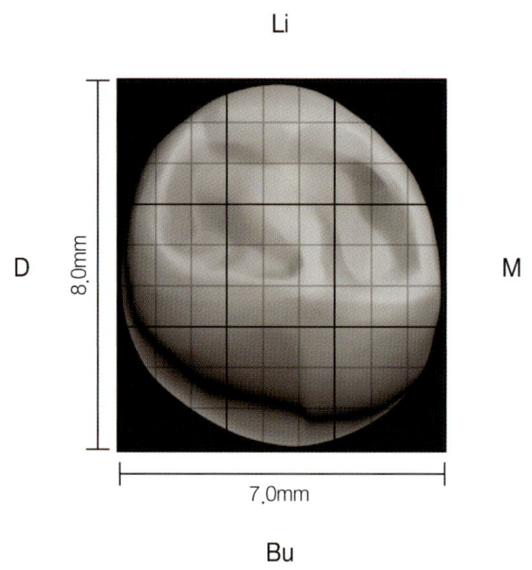

9 상악 우측 제1대구치

부위	치관 길이	치근길이 (협/설)	치관의 근원심경	치경부 근원심경	치관의 순설경	치경부 순설경	근심치경선 높이	원심치경선 높이
치수(mm)	7.5	12/13	10.0	8.0	11.0	10.0	1.0	0.0

1) 1단계 조각

① 좌우측이 바뀌지 않도록 블록에 근심면(M)과 원심면(D)을 표시해 준다.

② 치관부의 각 면을 9등분하여 연하게 표시한다.

③ 치관부 각 면에 그림과 같이 도해를 한다.

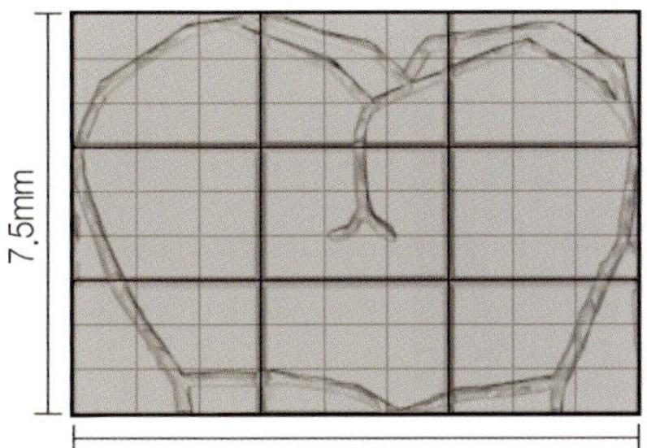

협면(Buccal surface)

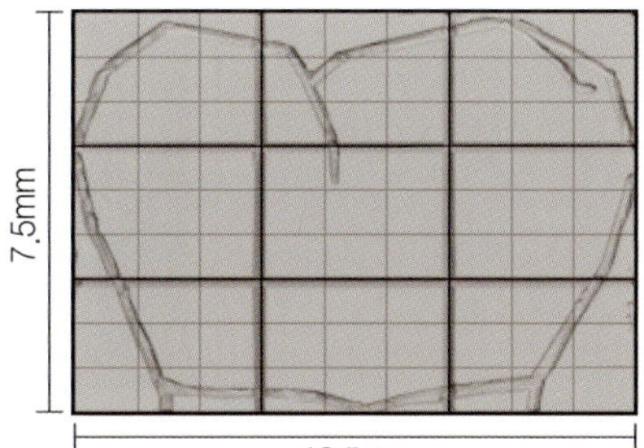

설면(Lingual surface)

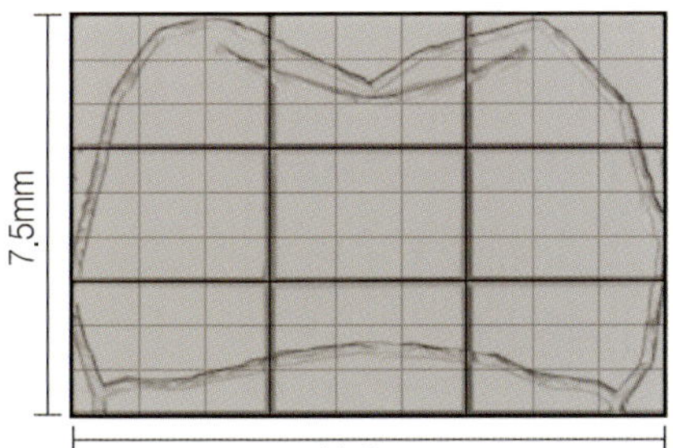

근심면(Mesial surface)

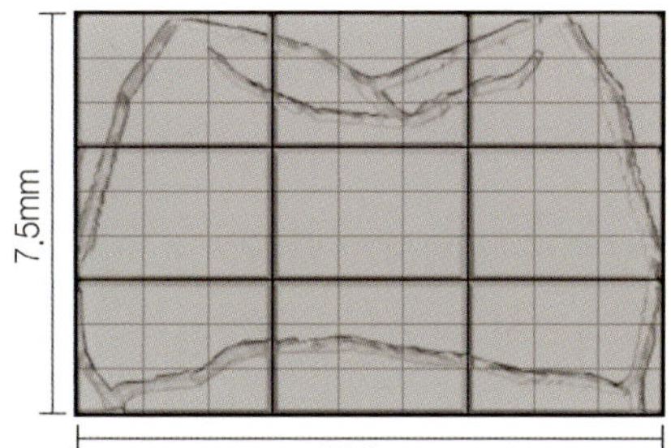

원심면(Distal surface)

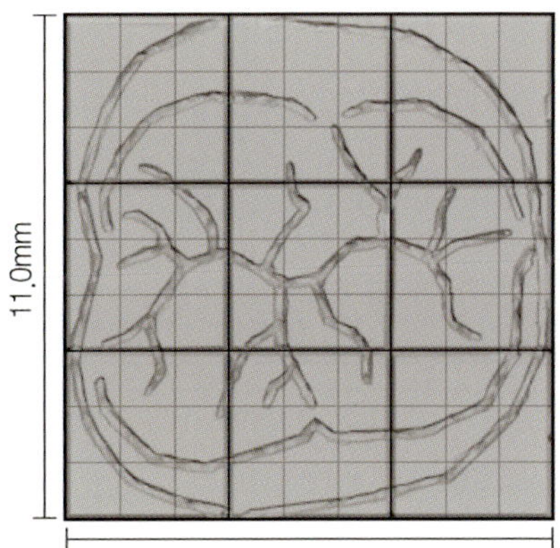

교합면(Occlusal surface)

2) 2단계 조각

(1) 협면(Buccal surface)

- 근심협측반부와 원심협측반부의 크기가 동일하거나 근심협측교두가 약간 크게 조각한다.
- 근심교합면 우각이 예각이 되도록 한다.
- 최대풍융부위(근심측 : 교합 1/3과 중앙 1/3의 경계, 원심측 : 중앙 1/3)를 제외하여 삭제한다.

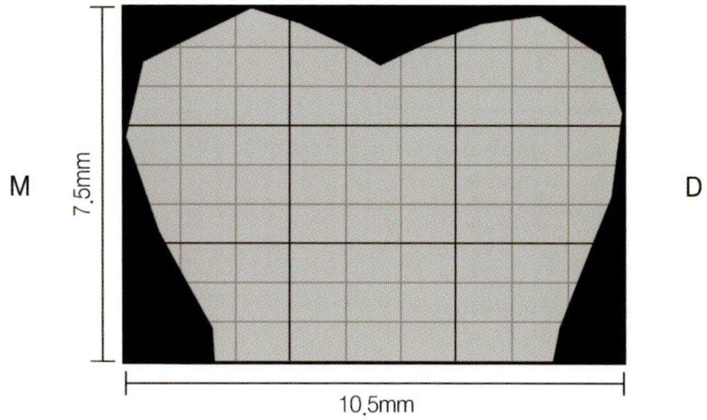

(2) 설면(Lingual surface)

- 근심설측반부와 원심설측반부의 크기가 7 : 3이 되도록 한다.

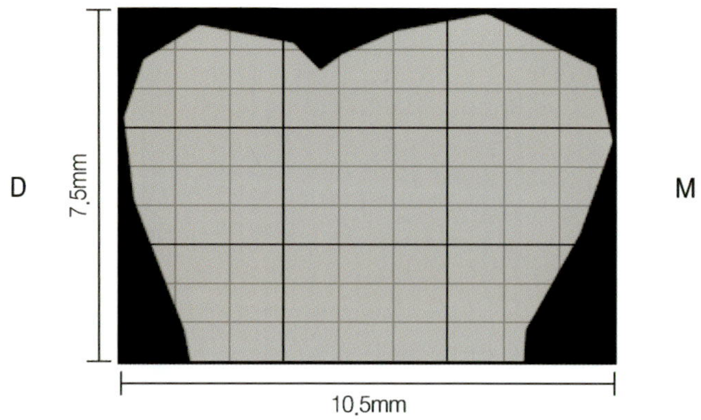

3) 3단계 조각

(1) 근심면(Mesial surface)

- 치경연이 넓고 교합연이 넓은 사다리꼴의 형태가 되도록 한다.
- 설측교두가 기능교두로 교두정이 낮고 완만하도록 한다.
- 협측 외형선의 최대풍융부위는 치경 1/3 부위고, 설측 외형선의 최대풍융부위는 중앙 1/3 부위이다.

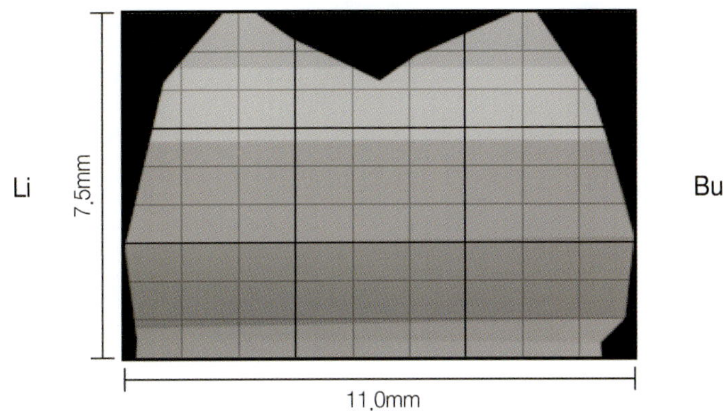

(2) 원심면(Distal surface)

- 근심면의 외형과 유사하나, 면적이 작다.
- 근심보다 원심의 면적이 작아서 협면의 대부분을 볼 수 있다.

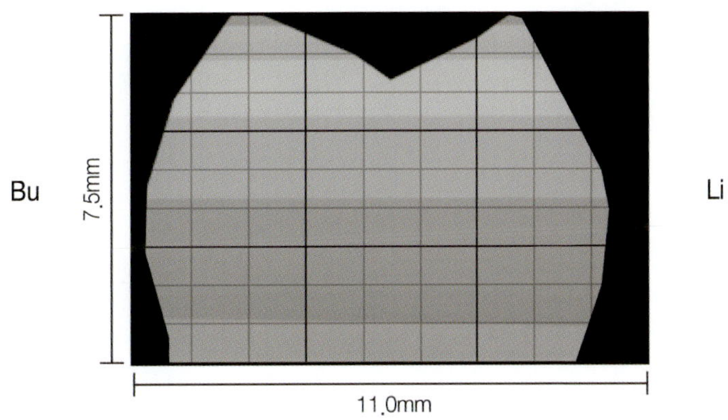

(3) 교합면(Occlusal surface)

- 근심설측교두와 원심설측교두의 크기가 7 : 3이 되도록 한다.

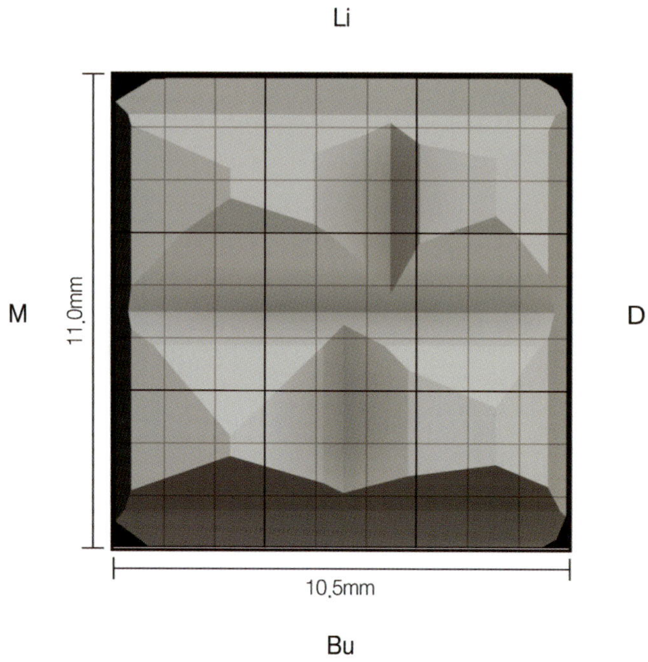

4) 4단계 조각

(1) 협면(Buccal surface)

- 근심협면융선과 원심협면융선이 나타날 수 있도록 근심측과 원심측을 그림과 같이 경사지게 깎는다.
- 치경 1/3 부위는 거의 삭제하지 않는다.

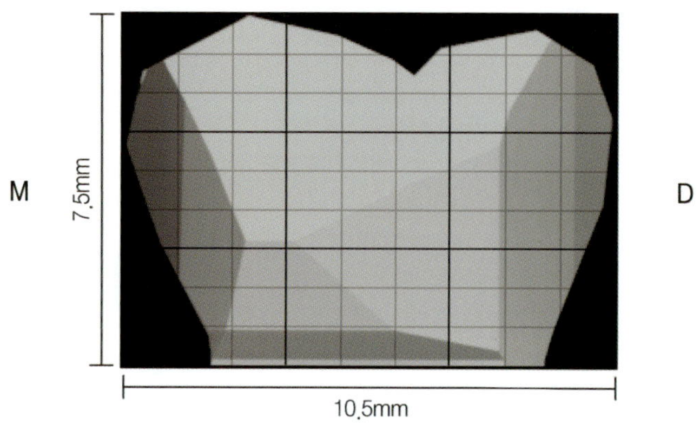

(2) 설면(Lingual surface)

- 근심측과 원심측을 그림과 같이 경사지게 깎는다.
- 중앙 1/3 부위는 거의 삭제하지 않는다.

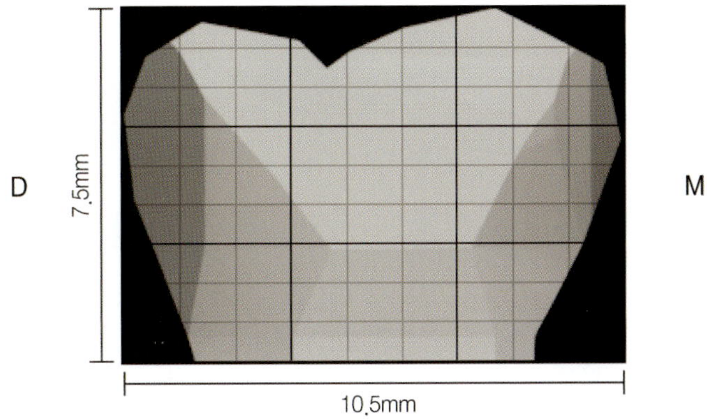

(3) 근심면(Mesial surface)

- 근심변연융선이 될 선을 경사면 위에 표시하고, 근심면을 설측으로 조금씩 좁아지도록 삭제해 준다.
- 이때 협측반부에 위치한 근심 접촉 부위는 삭제되지 않도록 주의한다.

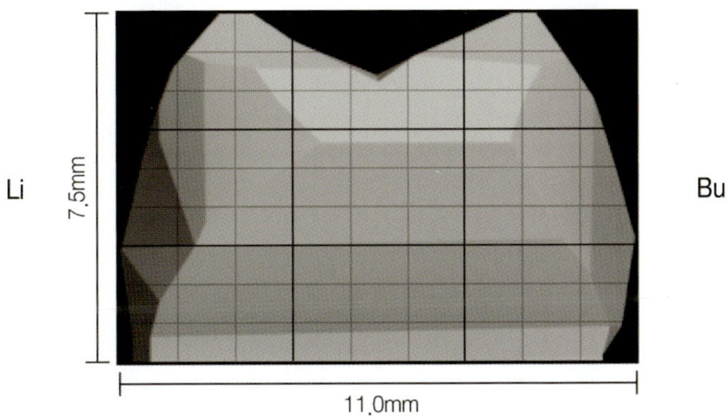

(4) 원심면(Distal surface)

- 원심변연융선이 될 선을 경사면 위에 표시하고, 원심면을 설측으로 조금씩 좁아지도록 삭제해 준다.
- 이때 협측반부에 위치한 원심 접촉 부위는 삭제되지 않도록 주의한다.

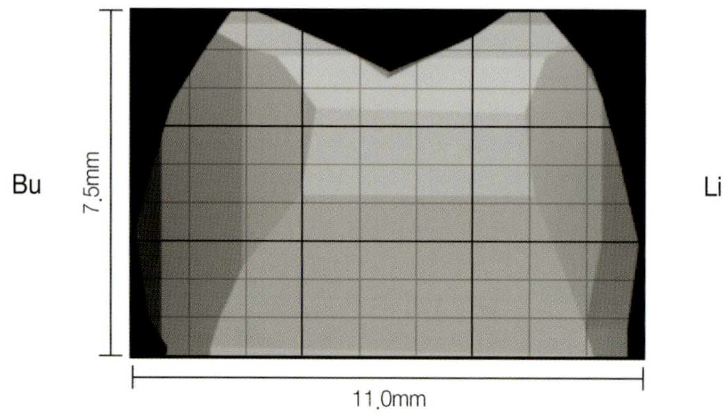

(5) 교합면(Occlusal surface)

- 협면, 근심면, 설면, 원심면을 다듬어줌으로써 교합면의 외형을 형성한다.
- 원심협측우각부와 근심설측우각부가 약간 눌린 평행사변형 상태가 되도록 주변을 삭제한다.
- 교합면의 발육구의 주행 상태를 표시한다.

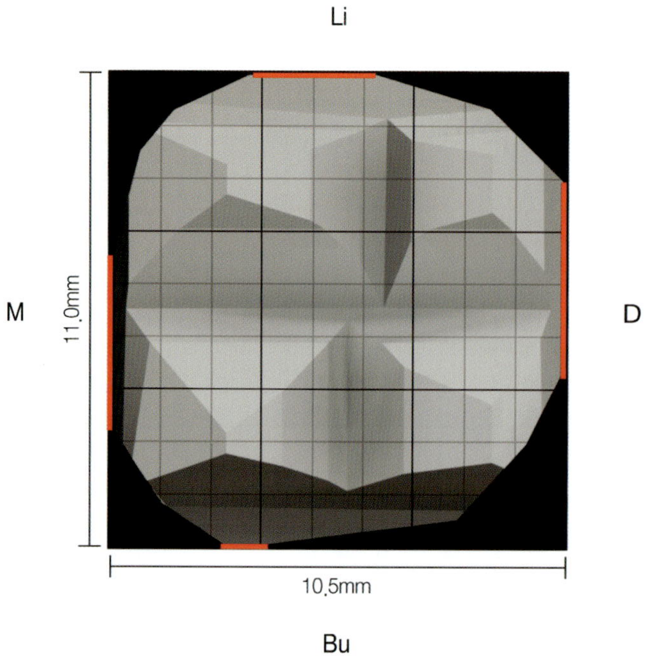

5) 5단계 조각

(1) 협면(Buccal surface)

- 근심협면융선을 중심으로 근심측과 원심측을 조각도로 둥글게 조각한다.
- 원심협면융선을 중심으로 근심측과 원심측을 조각도로 둥글게 조각한다.
- 근심협면융선과 원심협면융선 사이에 협면구가 나타나도록 한다.

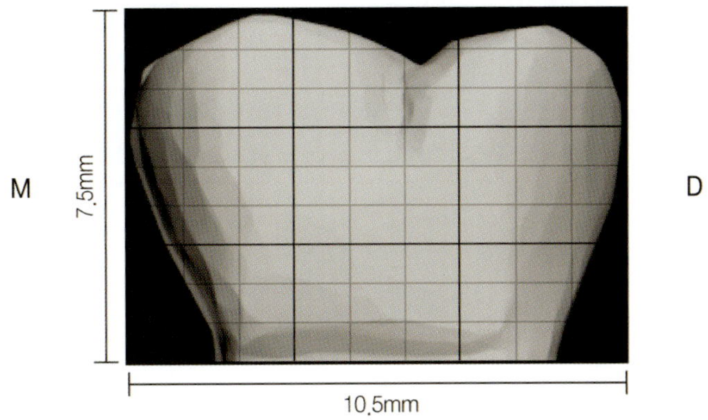

(2) 설면(Lingual surface)

- 협면과 다르게 둥근면으로 다듬어 주면서 중앙에서 약간 원심측으로 비스듬히 주행하는 설면구를 형성해준다.

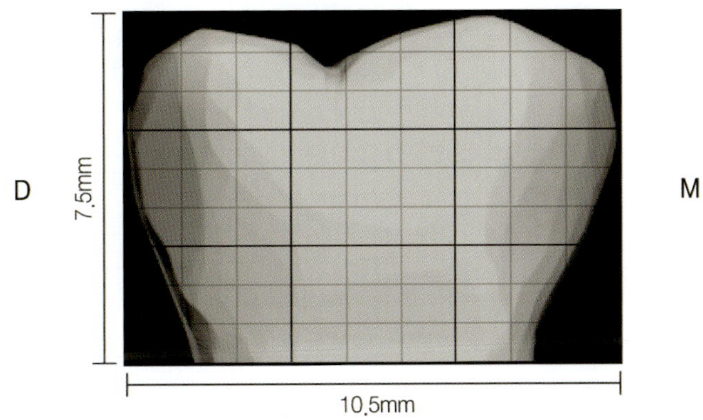

(3) 근심면(Mesial surface)

- 1단계에서 그렸던 치경연을 다시 도해하고 곡선이 되도록 다듬는다.

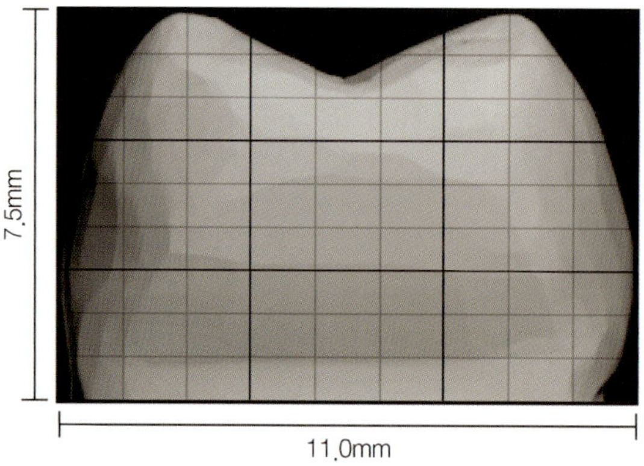

(4) 원심면(Distal surface)

- 1단계에서 그렸던 치경연을 다시 도해하고 곡선이 되도록 다듬는다.
- 근심면보다 치관부 면적이 작고, 대체로 볼록하며, 원심으로 좁아져 협면의 대부분을 볼 수 있다.

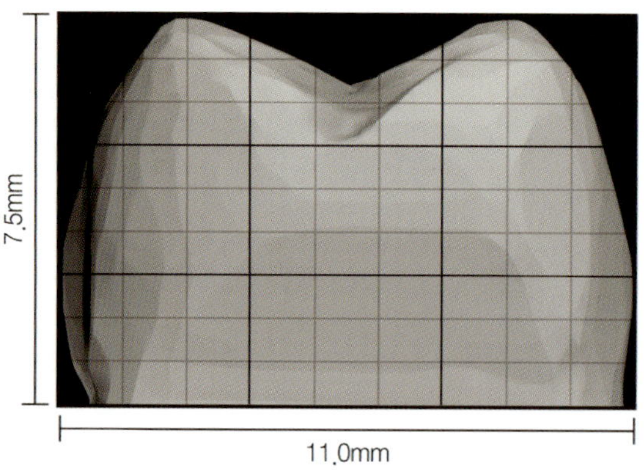

(5) 교합면(Occlusal surface)

- 근·원심협측교두정과 근심설측교두정에서 내려오는 삼각융선을 표시한다.
- 원심협측과 근심설측 방향의 삼각융선이 서로 만나서 사주융선을 이루도록 한다.
- 근·원심 변연융선에서 삼각구와 소와까지의 내측 경사면을 조각도 끝을 사용하여 형성해 준다.

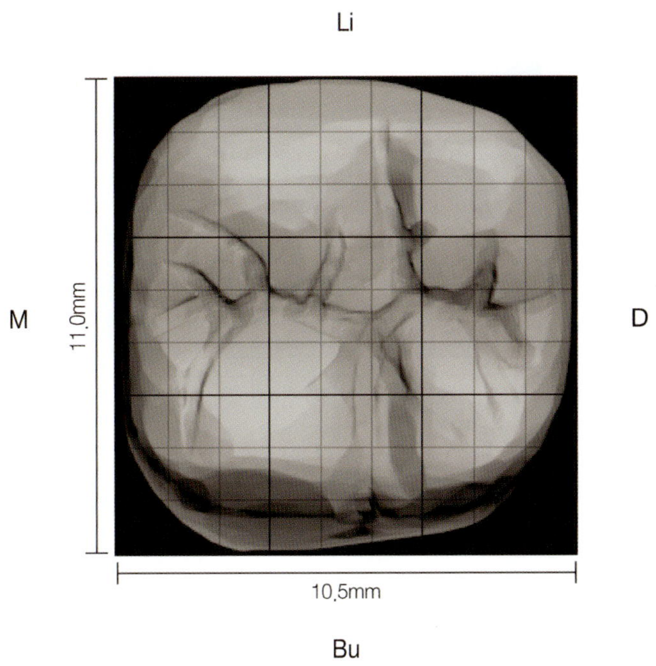

6) 6단계 조각

(1) 협면(Buccal surface)

- 근심연, 원심연, 치경연, 협측연을 확인한다.
- 근심협면융선과 원심협면융선을 확인한다.
- 협면구를 확인한다.

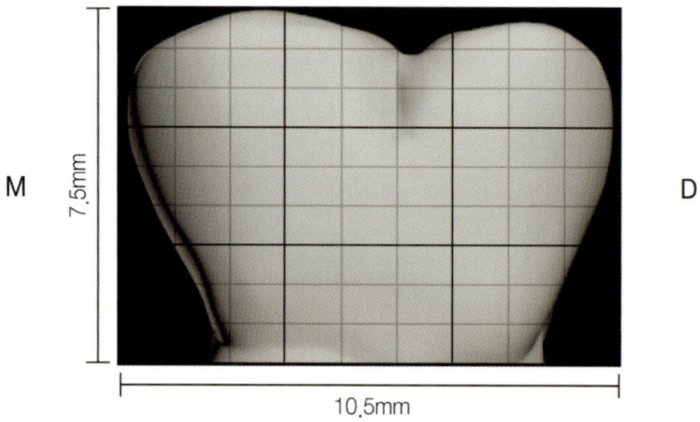

(2) 설면(Lingual surface)

- 근심연, 원심연, 치경연, 협측연을 확인한다.
- 근심교두와 원심교두 사이의 설면구를 확인한다.

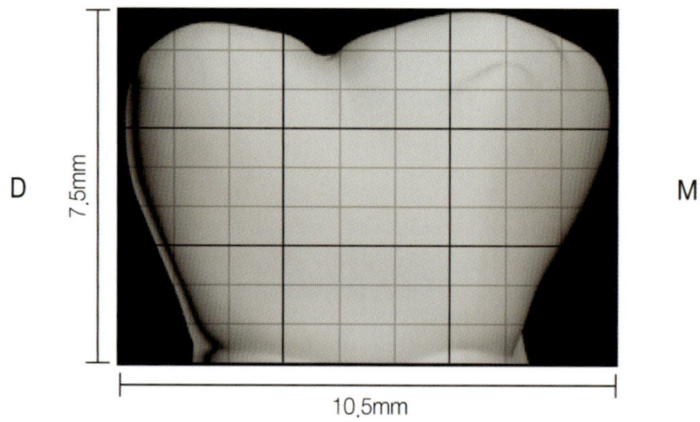

(3) 근심면(Mesial surface)

- 협측연, 설측연, 교합연, 치경연을 확인한다.
- 근심면 전체가 평탄한 면이 아니라 변연융선에서 치경부까지와 협측에서 설측까지의 면의 흐름이 곡면으로 이루어지도록 다듬는다.
- 원심면보다 치경선의 만곡도가 크다.

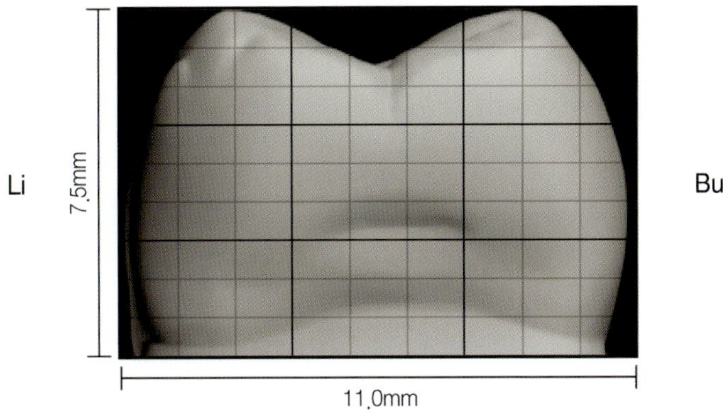

(4) 원심면(Distal surface)

- 협측연, 설측연, 교합연, 치경연을 확인한다.
- 근심면보다 치경선의 만곡도가 작다.

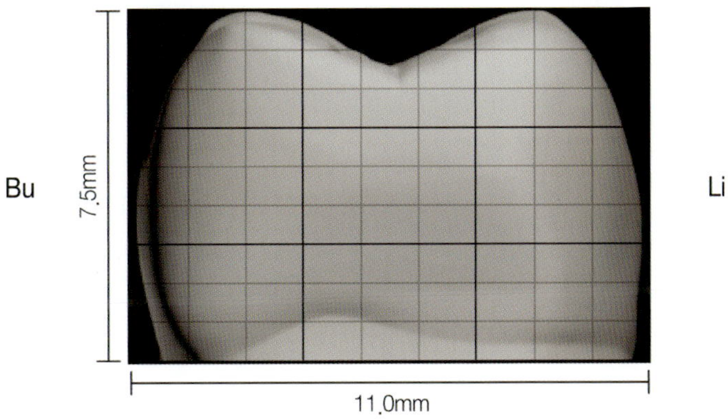

(5) 교합면(Occlusal surface)

- 근심변연융선과 원심변연융선을 확인한다.
- 근심협측삼각융선, 원심협측삼각융선, 근심설측삼각융선을 확인한다.
- 사주융선을 확인한다.
- 근심와, 중심와, 원심와, 근심소와, 중심소와, 원심소와를 확인한다.
- 4개의 발육구와 3개의 삼각구를 확인한다.
- 자연스럽게 부구를 완성한다.

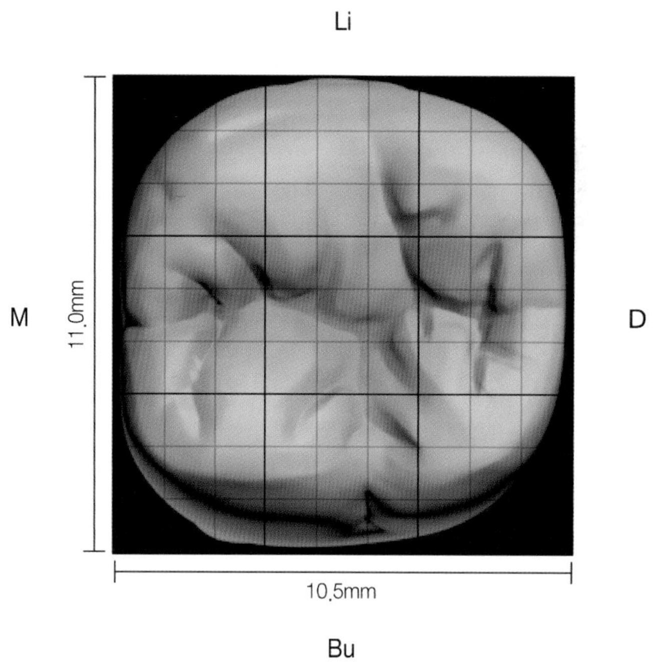

⑩ 하악 우측 제1대구치

부위	치관 길이	치근길이 (협/설)	치관의 근원심경	치경부 근원심경	치관의 순설경	치경부 순설경	근심치경선 높이	원심치경선 높이
치수(mm)	7.5	14.0	11.0	9.0	10.5	9.0	1.0	0.0

1) 1단계 조각

① 좌우측이 바뀌지 않도록 블록에 근심면(M)과 원심면(D)을 표시해 준다.

② 치관부의 각 면을 9등분하여 연하게 표시한다.

③ 치관부 각 면에 그림과 같이 도해를 한다.

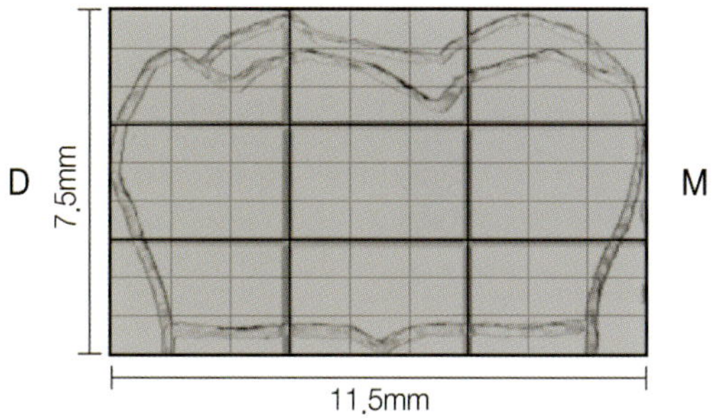

협면(Buccal surface)

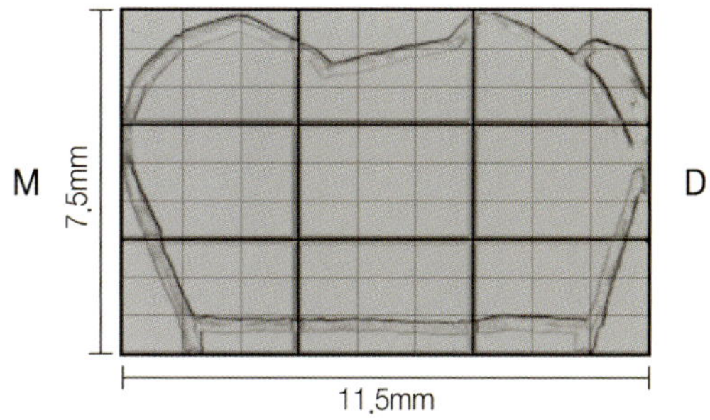

설면(Lingual surface)

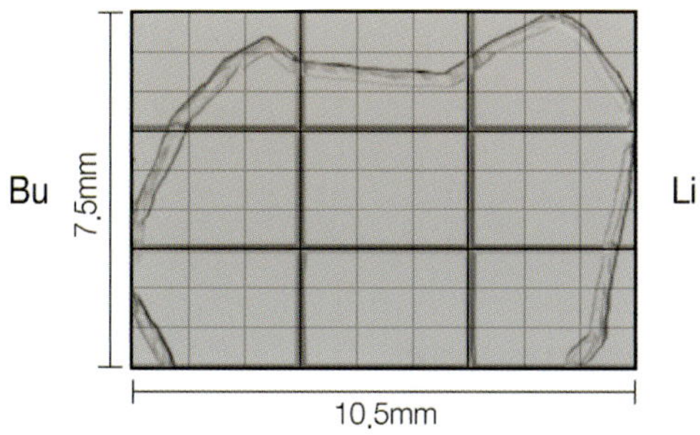

근심면(Mesial surface)

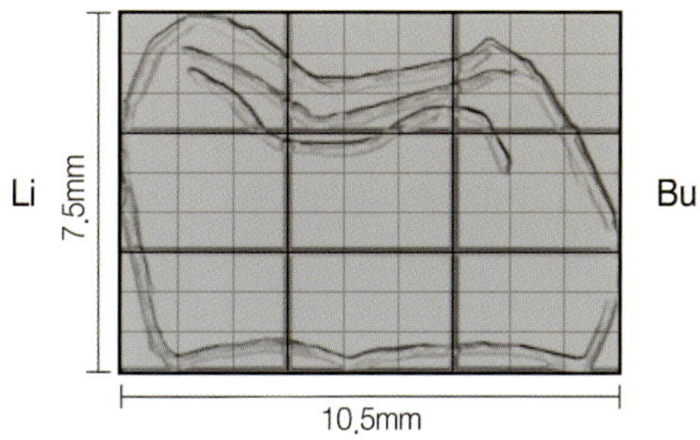

원심면(Distal surface)

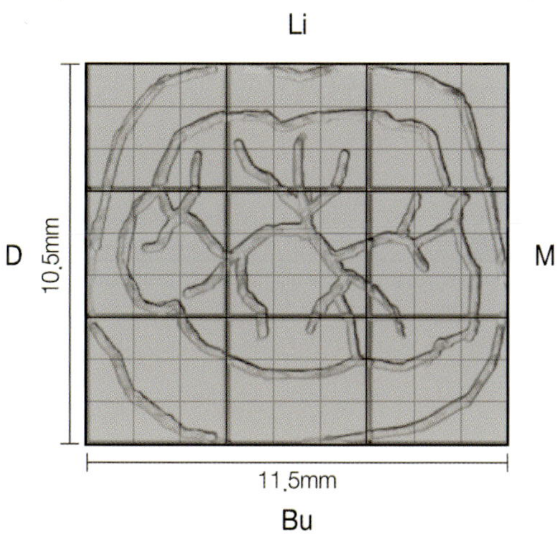

교합면(Occlusal surface)

CHAPTER 3

2) 2단계 조각

(1) 협면(Buccal surface)

- 근심협측교두 : 원심협측교두 : 원심교두가 5mm : 4mm : 2mm가 되도록 조각한다.
- 근심교합면 우각이 예각이 되도록 한다.
- 최대풍융부위(근심측 : 교합 1/3과 중앙 1/3의 경계, 원심측 : 중앙 1/3)를 제외하여 삭제한다.

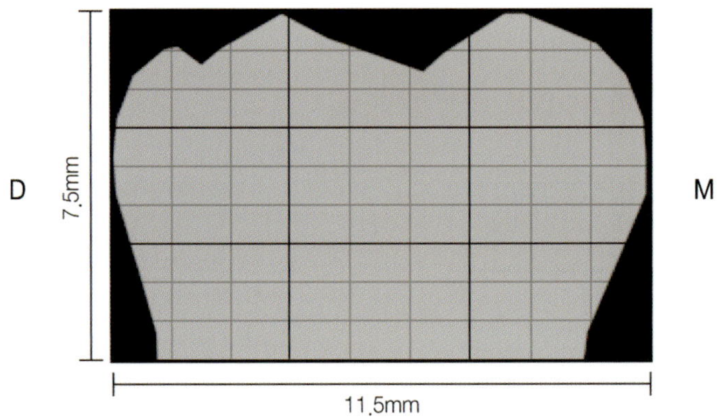

(2) 설면(Lingual surface)

- 원심교두를 제외하고, 원심협측교두 : 원심설측교두의 비율이 1 : 1이 되도록 조각한다.

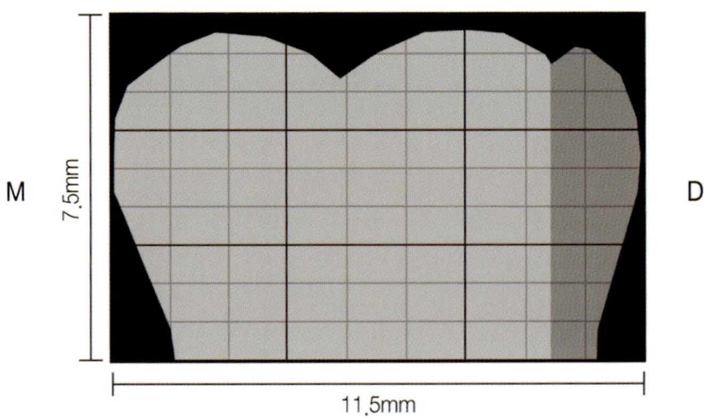

3) 3단계 조각

(1) 근심면(Mesial surface)

- 치경연이 넓고 교합연이 좁은 사다리꼴 형태가 되도록 한다.
- 협측교두가 기능교두로 교두정이 낮고 완만하도록 한다.
- 설측교두가 협측교두에 비해 약 0.5mm 낮게 한다.
- 협측 외형선의 최대풍융부는 치경 1/3 부위이고, 설측 외형선의 최대풍융부는 중앙 1/3과 교합 1/3 경계부위이다.

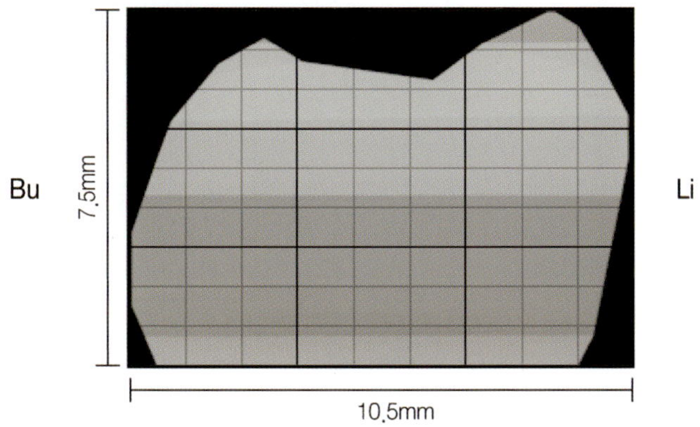

(2) 원심면(Distal surface)

- 근심면의 외형과 유사하나, 면적이 작다.
- 근심보다 원심의 면적이 작아서 협면의 대부분을 볼 수 있다.

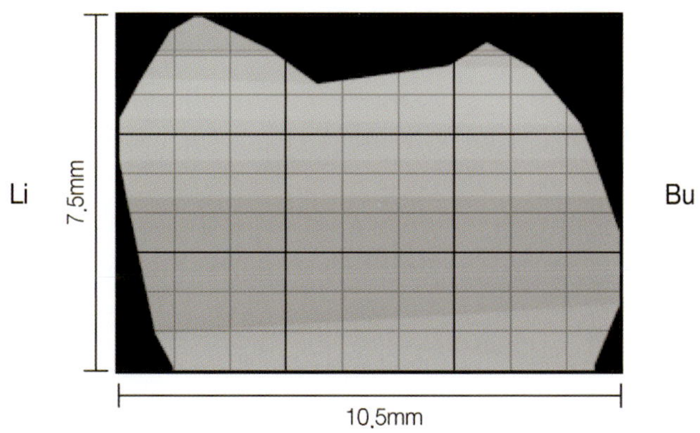

(3) 교합면(Occlusal surface)

- 근심협측교두 : 원심협측교두 : 원심교두 = 5mm : 4mm : 2mm
- 근심설측교두 : 원심설측교두 = 1 : 1

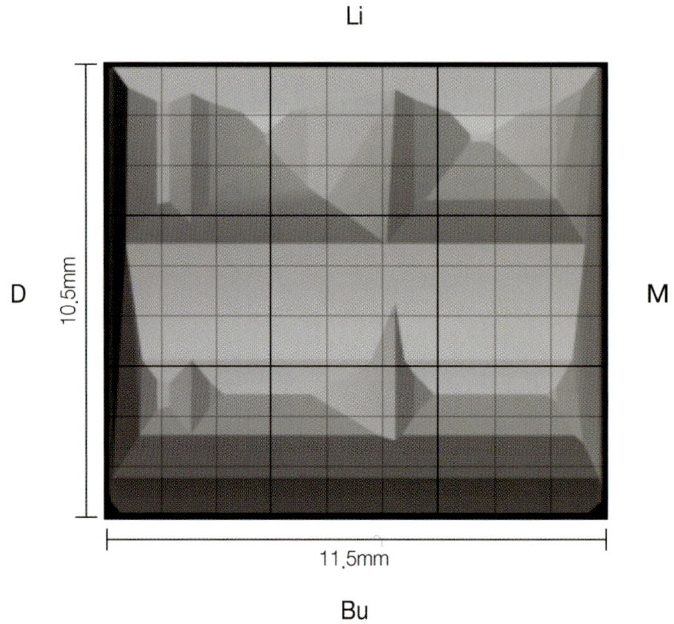

4) 4단계 조각

(1) 협면(Buccal surface)

- 근심협면융선과 원심협면융선이 나타날 수 있도록 근심측과 원심측을 그림과 같이 경사지게 깎는다.
- 치경 1/3 부위는 거의 삭제하지 않는다.

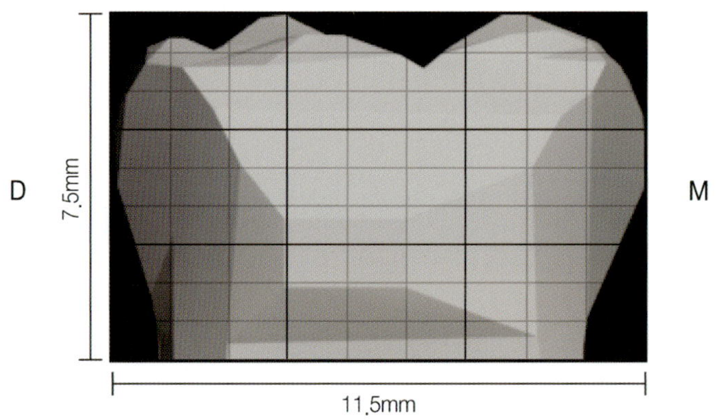

(2) 설면(Lingual surface)

- 근심측과 원심측을 그림과 같이 경사지게 깎는다.
- 중앙 1/3 부위는 거의 삭제하지 않는다.

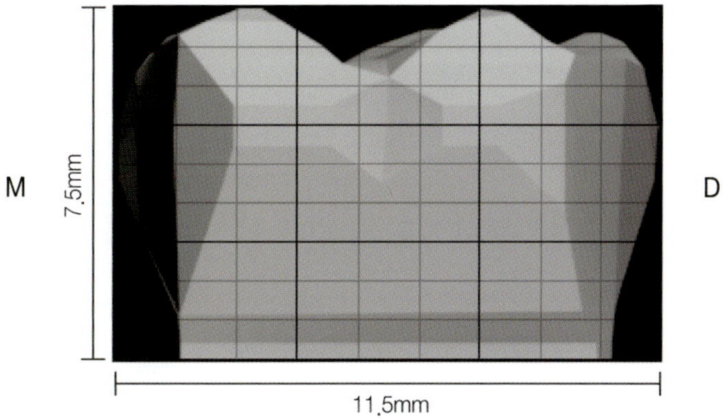

(3) 근심면(Mesial surface)

- 외형이 불완전한 마름모형으로 설측경사를 이루도록 한다.
- 근심변연융선이 될 선을 경사면 위에 표시하고, 근심면을 설측으로 조금씩 좁아지도록 삭제해 준다.
- 이때 협측반부에 위치한 근심 접촉 부위는 삭제되지 않도록 주의한다.

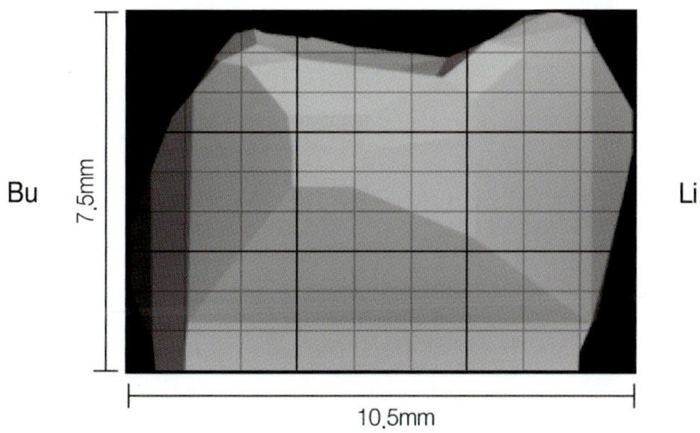

(4) 원심면(Distal surface)

- 원심변연융선이 될 선을 경사면 위에 표시하고, 원심면을 설측으로 조금씩 좁아지도록 삭제해준다.
- 이때 협측반부에 위치한 원심 접촉 부위는 삭제되지 않도록 주의한다.

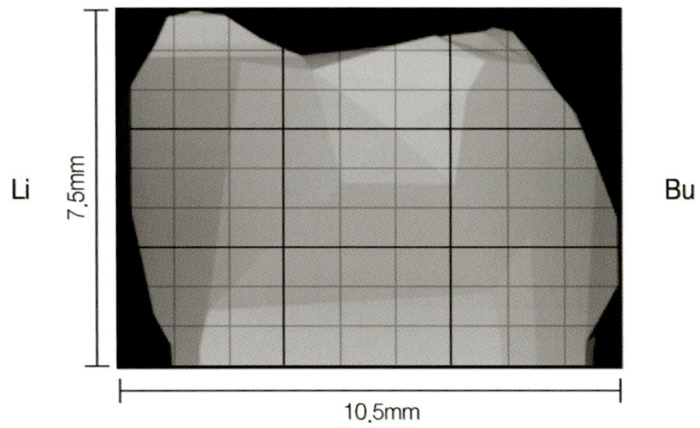

(5) 교합면(Occlusal surface)

- 협면, 근심면, 설면, 원심면을 다듬어줌으로써 교합면의 외형이 사다리꼴이 되도록 한다.

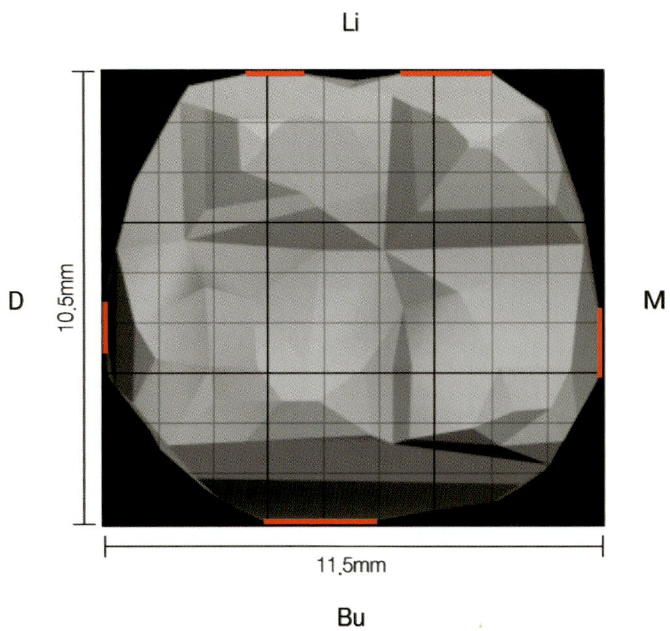

5) 5단계 조각

(1) 협면(Buccal surface)

- 협면은 완만한 경사면으로 되어 있으므로 근심협면구와 원심협면구를 중앙부까지 얕게 형성해 준다.

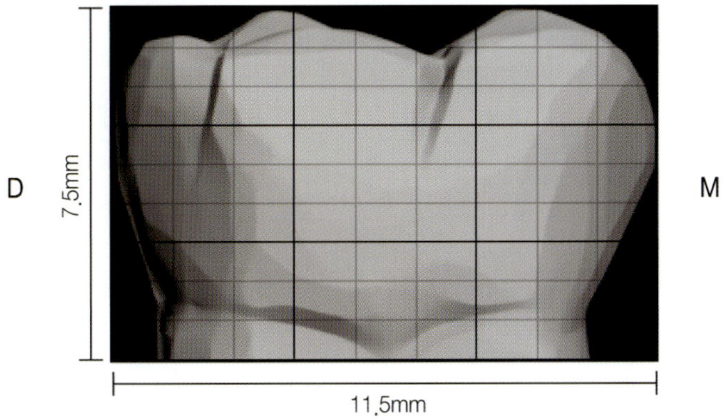

(2) 설면(Lingual surface)

- 2개의 설측교두가 뾰족하게 나타나도록 한다.
- 설면구에 의해 거의 같은 크기로 근심설측교두와 원심설측교두로 나뉜다.

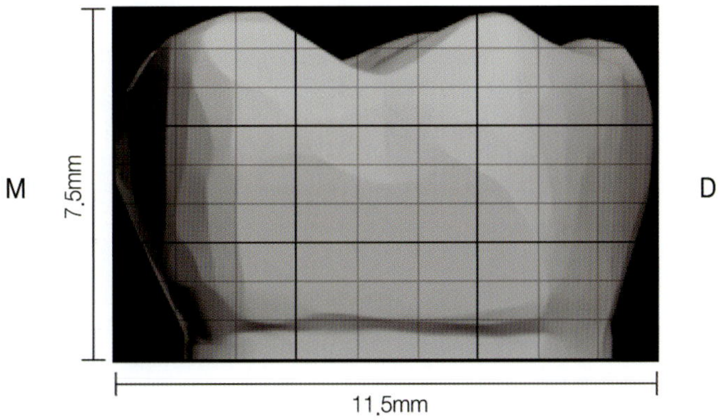

(3) 근심면(Mesial surface)

- 1단계에서 그렸던 치경연을 다시 도해하고 곡선이 되도록 다듬는다.

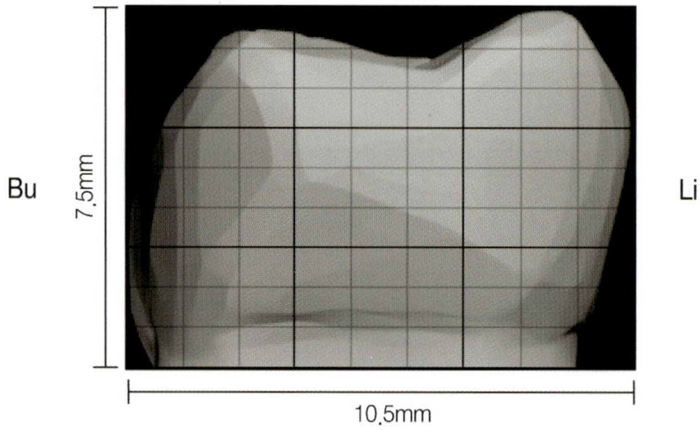

(4) 원심면(Distal surface)

- 1단계에서 그렸던 치경연을 다시 도해하고 곡선이 되도록 다듬는다.
- 근심면보다 치관부 면적이 작고, 대체로 볼록하며, 원심으로 좁아져 협면의 대부분을 볼 수 있다.

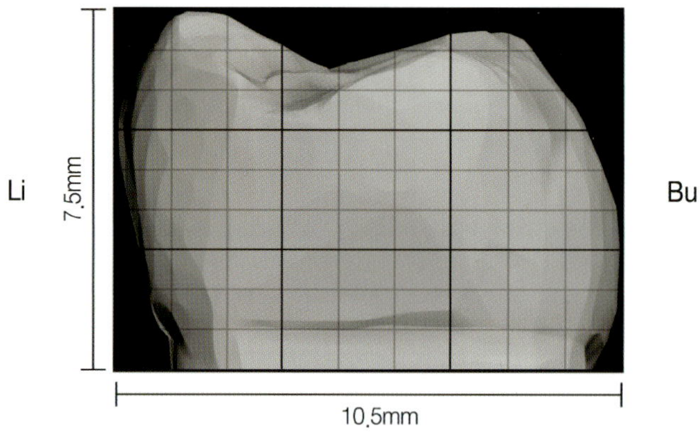

(5) 교합면(Occlusal surface)

- 근·원심협측교두정과 근·원심설측교두정에서 내려오는 삼각융선을 표시한다.
- 2개의 횡주융선이 보이도록 한다.
- 근·원심 변연융선에서 삼각구와 소와까지의 내측 경사면을 조각도 끝을 사용하여 형성해 준다.
- 5개의 발육구(근심협측구, 원심협측구, 근심구, 원심구, 설측구)를 형성한다.

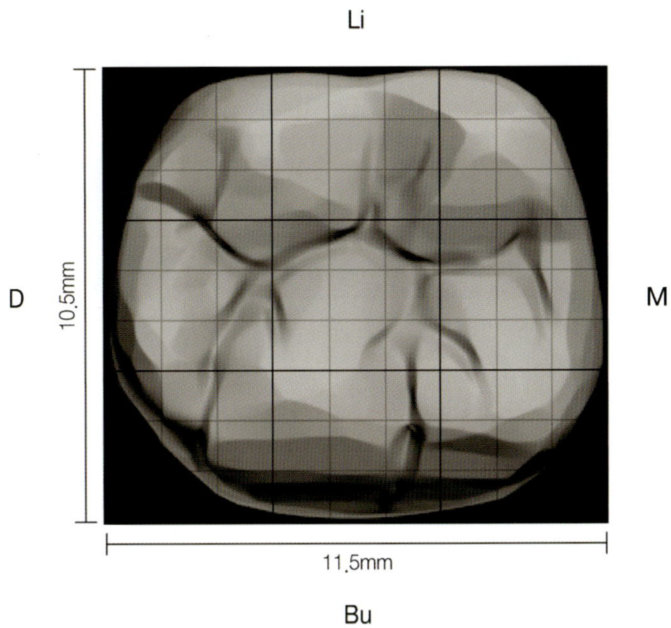

6) 6단계 조각

(1) 협면(Buccal surface)

- 근심연, 원심연, 치경연, 협측연을 확인한다.
- 근심협면융선과 원심협면융선을 확인한다.
- 근심협면구와 원심협면구를 확인한다.

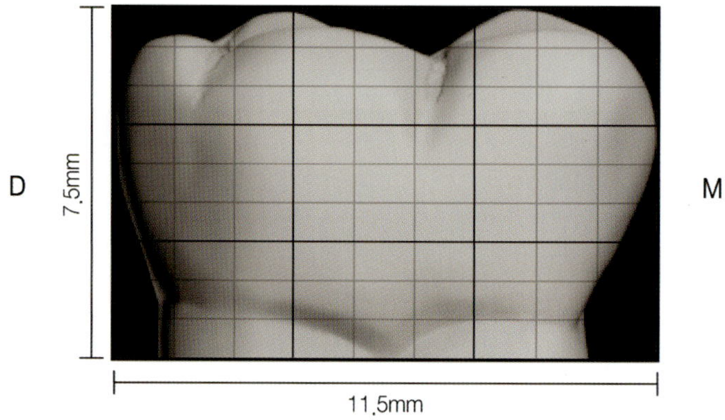

(2) 설면(Lingual surface)

- 근심연, 원심연, 치경연, 협측연을 확인한다.
- 근심교두와 원심교두 사이의 설면구를 확인한다.

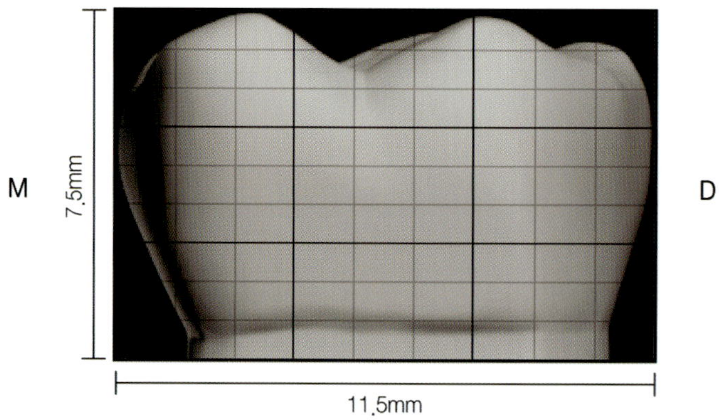

(3) 근심면(Mesial surface)

- 협측연, 설측연, 교합연, 치경연을 확인한다.
- 근심면 전체가 평탄한 면이 아니라 변연융선에서 치경부까지와 협측에서 설측까지의 면의 흐름이 곡면으로 이루어지도록 다듬는다.
- 원심면보다 치경선의 만곡도가 크다.

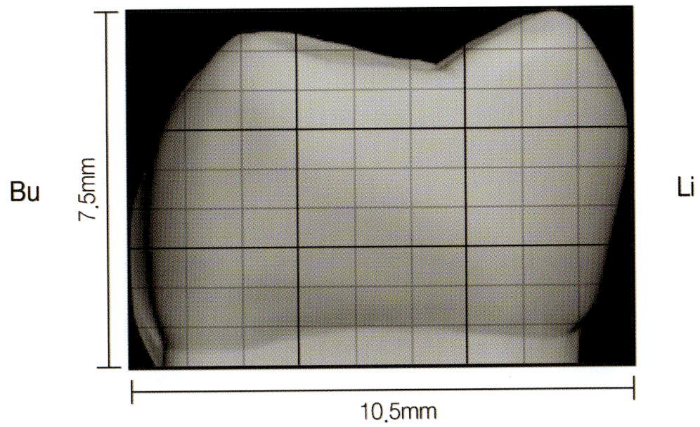

(4) 원심면(Distal surface)

- 협측연, 설측연, 교합연, 치경연을 확인한다.
- 근심면보다 치경선의 만곡도가 작다.

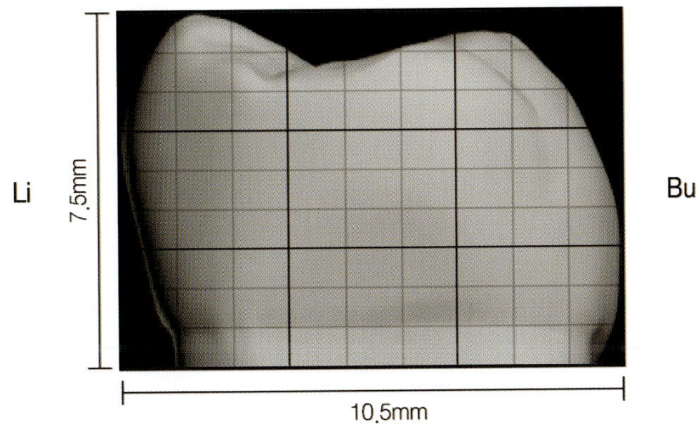

(5) 교합면(Occlusal surface)

- 근심변연융선과 원심변연융선을 확인한다.
- 근심협측삼각융선, 원심협측삼각융선, 근심설측삼각융선, 원심설측삼각융선을 확인한다.
- 근심횡주융선과 원심횡주융선을 확인한다.
- 근심와, 중심와, 원심와, 근심소와, 중심소와, 원심소와를 확인한다.
- 5개의 발육구와 3개의 삼각구를 확인한다.
- 자연스럽게 부구를 완성한다.

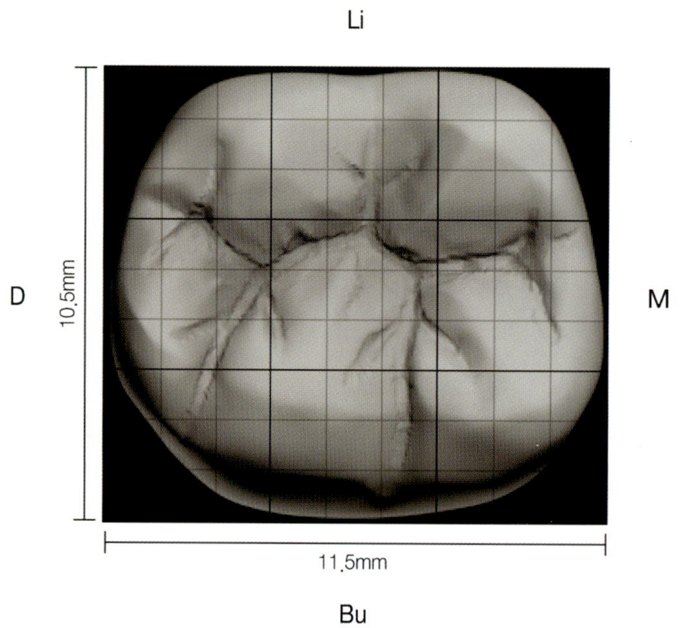

DENTAL MORPHOLOGY

앱을 활용한
치아형태학 실습서

발 행 2016년 2월 20일

저 자 박종태, 강민경, 권미영, 권홍민, 김다혜, 김서연, 김연수, 김일신
김호선, 김효정, 박근형, 배정희, 송현철, 심연수, 이상임, 이선희
이희수, 장선희, 허희영, 황혜림

발행인 이 웅 현

발행처 **퍼시픽북스**
서울시 중구 충무로 29 아시아미디어타워 501호
TEL. 02-2272-7766(代) / FAX. 02-2272-7166
E-mail: papu77@daum.net

ISBN 978-89-6130-873-1

정가 25,000원

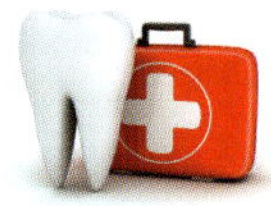

DENTAL
MORPHOLOGY